FIT@WORK

Gesund durch die Arbeitswelt

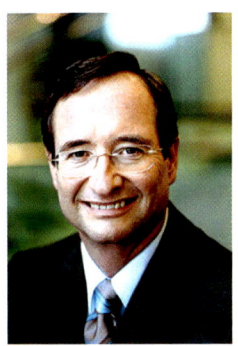

Gesunde, motivierte und leistungsfähige Mitarbeiterinnen und Mitarbeiter sind Erfolgsvoraussetzung für das wirtschaftliche Wachstum eines Betriebes. Sie tragen nicht nur zu einem guten Betriebsklima bei sondern steigern auch die Produktivität. Zahlreiche Betriebe haben schon erkannt, dass es sich lohnt, in die Gesundheit ihrer Mitarbeiterinnen und Mitarbeiter zu investieren und sich für deren Wohlbefinden einzusetzen.

Ein möglicher Lösungsansatz zur Stärkung des betrieblichen Wohlbefindens ist die betriebliche Gesundheitsförderung. Sie ermöglicht Unternehmen maßgeschneiderte Lösungen auf freiwilliger Basis, die die Mitarbeiterinnen und Mitarbeiter gesund, motiviert und arbeitsfähig erhalten. Die betriebliche Gesundheitsförderung ist eine zukunftsweisende Unternehmensstrategie – sie führt zu mehr Lebensqualität, gesteigerter Arbeitsproduktivität, geringerer Mitarbeiterfluktuation und zu einer Senkung des Krankenstandes. Die effiziente Durchführung von gesundheitsfördernden Maßnahmen hat also sowohl für Unternehmen und deren Mitarbeiterinnen und Mitarbeiter als auch für die Sozialversicherungsträger Vorteile.

Für eine erfolgreiche Wirtschaft ist es wichtig, dass die Betriebe nachhaltig auf die Gesundheit ihrer Mitarbeiterinnen und Mitarbeiter achten. Denn jedes Unternehmen ist nur so gesund wie seine Belegschaft. Das richtige Maß an Zuwendung kann dabei wahre Wunder bewirken.

Die Maßnahmen, die im Rahmen der Betrieblichen Gesundheitsförderung gesetzt werden können, sind vielfältig. Dazu gehören beispielsweise Pausengymnastik, Fitness-Gutscheine, ergonomische Arbeitsplatzgestaltung und viele andere Maßnahmen.

Mit diesem Buch wird ein wichtiger beitrag zur Verbreitung des Gedankens der betrieblichen Gesundheitsförderung und zur Erhaltung der Gesundheit, Motivation und Leistungsfähigkeit der Betriebe geleistet. Beginnen Sie heute noch zu überlegen, was Sie in Ihrem Betrieb verbessern können!

Dr. Christoph Leitl
Präsident der Wirtschaftskammer Österreich

USP Publishing

Europa
Deutschland

http://www.usp-publishing.com

G. Pappert/ E. Müller/
G. Prettenthaler

FIT@WORK

Körperliche und mentale Fitness
durch Bewegungspausen
am Arbeitsplatz

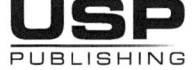

USP International
Leopoldstrasse 191
80804 München
Germany
Europe
www.usp-publishing.com

1. Auflage 2008
2. Auflage 2009

ISBN 3-937461-27-2 USP Publishing 2008

Alle Rechte vorbehalten

Das Werk einschließlich aller seiner Teile ist urheberrechtlich geschützt. Jede Verwertung außerhalb der engen Grenzen des Urheberrechtsgesetzes ist ohne Zustimmung des Verlages unzulässig und strafbar. Das gilt insbesondere für Vervielfältigungen, Übersetzungen, Mikroverfilmungen und die Einspeicherungen und Verarbeitung in elektronischen Systemen.

Die Wiedergabe von Gebrauchsnamen, Handelsnamen, Warenbezeichnungen usw. in diesem Werk berechtigt auch ohne besondere Kennzeichnung nicht zu der Annahme, dass solche Namen im Sinne der Warenzeichen- und Markenschutz-Gesetzgebung als frei zu betrachten wären und daher von jedermann benutzt werden dürften.

Wichtiger Hinweis!
Diagnose und Therapie von Funktionsstörungen und Erkrankungen des Bewegungsapparates gehören immer in die Hände von Arzt und Therapeuten.
Die in diesem Ratgeber angeführten Informationen, Übungsformen und Ratschläge sind sorgfältig bearbeitet und entsprechen dem Stand der Wissenschaft. Aufgrund der Komplexität des Problemkreises Rückenbeschwerden können Autoren und Herausgeber für die Richtigkeit und Vollständigkeit der Inhalte jedoch keinerlei Haftung übernehmen. Die Anwendung der Übungsinhalte erfolgt auf eigene Gefahr.

Vorwort

Gesundheit ist für jedes Unternehmen ein Wettbewerbs- und Erfolgsfaktor und zwar nicht nur als Messlatte für die physische Anwesenheit der Mitarbeiter, sondern auch, weil sie die psychischen und sozialen Leistungsfaktoren aller im Unternehmen tätigen Menschen positiv beeinflusst. Betriebliche Gesundheitsförderung ist deshalb nicht nur ein Mittel zur Stärkung des Unternehmens, sondern im selben Maße ein Beitrag zur Work-Life-Balance aller Mitarbeiter. Sie optimiert die Arbeitsatmosphäre und stärkt dadurch die Identifikation mit dem Betrieb.

Dies ist auch notwendig, denn die Herausforderungen und Belastungen der Berufstätigen werden in Zukunft eher noch steigen. Dabei wird es wichtig sein, sowohl die berufsspezifischen Kenntnisse der Mitarbeiter als auch deren physische und psycho-soziale Kompetenzen zu optimieren. Das sich ständig verändernde berufliche Anforderungsprofil wird ein hohes Maß an Leistungsbereitschaft und eine ausgewogene Balance zwischen Geist, Psyche und Körper erfordern. Dem kann ein körperlich trainierter Mensch wesentlich leichter entsprechen. Die betriebliche Gesundheitsförderung soll deshalb nicht nur die Gesunderhaltung des Einzelnen im Auge behalten, sie muss auch die Fitness der Mitarbeiter verbessern.

In der Bereitstellung von Bewegungsangeboten liegt deshalb auch ein Schwerpunkt der betrieblichen Gesundheitsförderung. Dabei spielen Kompensation und Prävention der durch langes Sitzen hervorgerufenen Probleme eine besondere Rolle. Um hier gegenzusteuern, sind Interventionen direkt am Arbeitsplatz eine geeignete Maßnahme. Dies weiß auch der Gesetzgeber. Nach der deutschen Bildschirmarbeitsverordnung muss die tägliche Arbeit am Computer regelmäßig durch kurze Pausen unterbrochen werden. Ähnliche Empfehlungen gibt es auch in Österreich und der Schweiz. Die obligatorischen Kurzpausen werden deshalb immer öfter zur kurzfristigen Symptombehebung von Problemen mit dem Bewegungssystem herangezogen.

Dieser Ratgeber möchte die Bemühungen der betrieblichen Gesundheitsvorsorge um eine Variante bereichern. Er stellt eine Methode vor, die Schutzfunktion der Rumpf- bzw. der gesamten Stützmuskulatur des Körpers direkt am Arbeitsplatz zu verbessern. Dies ist die wirkungsvollste primärpräventive Maßnahme, den arbeitsbedingten Funktionsstörungen und Erkrankungen des Bewegungsapparates zu begegnen, besonders im Kontext der sich abzeichnenden signifikanten Verlängerung der Lebensarbeitszeit.

Univ. Prof. Dr. E. Müller

Inhaltsverzeichnis

Inhaltsverzeichnis

Vorwort	09
Inhaltsverzeichnis	10

Grundlagen

1.	Einleitung	12
2.	Bewegung als Gesundheitsvorsorge	16
3.	Was ist „fit@work"?	20
4.	Die Programme im Überblick	24
5.	Empfehlenswerte Hilfsmittel	32

Praxis

6.	Die Programme im Detail	38
	6.1 Der optimale Arbeitsplatz	38
	6.2 Das Bewegungskonto erhöhen	47

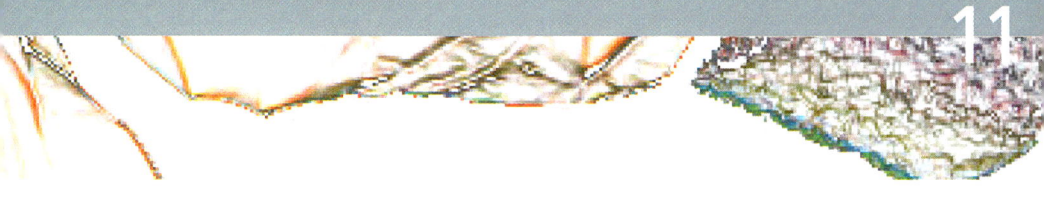

6.3 Die Aktivpausen-Programme 52

    PROGRAMM 1: Regeneration 55
    PROGRAMM 2: Revitalisierung durch Bewegung 63
    PROGRAMM 3: Aktivierung durch Muskeltraining 69
    PROGRAMM 4: Core-Training am Arbeitsplatz 78

6.4 Hilfe bei kleinen Problemen 92

Schlusswort 100

Begriffserklärungen 101

Literaturverzeichnis 103

Poster I: Umschlag Titelseite

PROGRAMM 1: Regeneration

Poster II: Umschlag Rückseite

PROGRAMM 4: Core-Training

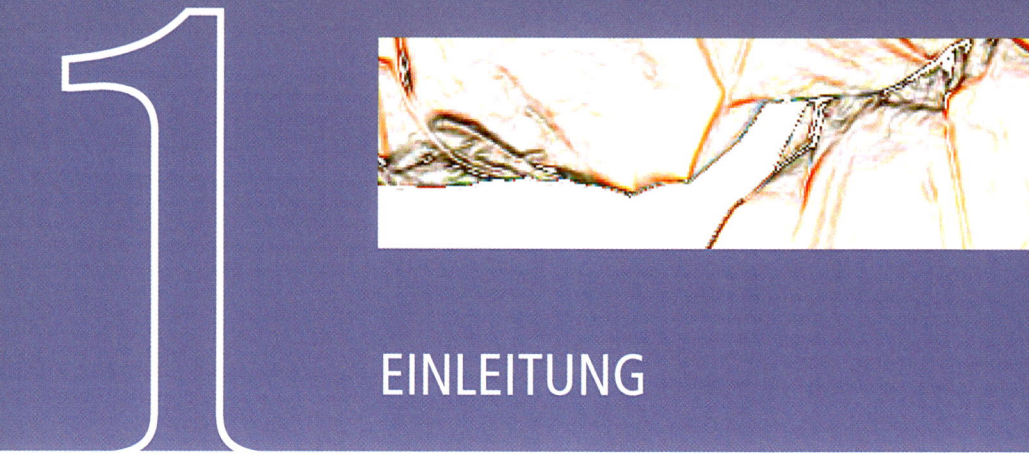

1 EINLEITUNG

Problem Bewegungsmangel

Trotz massiver Aufklärung ist der Anteil körperlich aktiver Menschen in den westlichen Wohlstandsgesellschaften noch immer viel zu gering: Nur 15% der Deutschen schaffen es, pro Woche wenigstens eine Stunde zu trainieren (www.focus.de/gesundheit/gesundleben). Frauen verbringen pro Tag etwa 6,7 und Männer 7,1 Stunden im Sitzen (Bundesministerium für Gesundheit, Pressemitteilung 26.2.2007). 70% der Deutschen haben regelmäßig Rückenprobleme (Gesundheitsnetz Voreifel). Selbst körperlich aktive Menschen sind oft weit von der von Medizinern empfohlenen täglichen Dosis von 30 Minuten moderater Bewegung entfernt (DER SPIEGEL, 5/2006).

Bewegungsmangel ist einer der größten Risikofaktoren für die Gesundheit. Er hat nicht nur zur Folge, dass wir uns mit einem ständigen Kalorienüberschuss abquälen, sondern lässt auch unsere Muskulatur verkümmern. Die daraus resultierenden Funktionsstörungen und Erkrankungen unseres Halte- und Bewegungssystems sind die Hauptursache für krankheitsbedingte Arbeitsausfälle. Ein Viertel aller Arbeitsunfähigkeitstage in Deutschland wird dadurch verursacht (Infobüro Prävention, www.die-praevention.de).

Der kollektive Muskelschwund hat aber auch eine Reihe weiterer negativer Begleiterscheinungen. Bewegungsdefizite sind ein Risikofaktor für zahlreiche Zivilisationskrankheiten, wie z.B. Diabetes oder Bluthochdruck. Folgt man den Empfehlungen von Ärzten und Bewegungswissenschaftlern gibt es nur eine Konsequenz: Wir müssen Gelegenheiten zu Bewegung nutzen, wie und wo immer sie uns geboten werden. Mehr noch: Wir müssen uns wieder gezielt auf die Suche nach Bewegung im Alltag begeben.

Vielen Menschen sind die negativen Auswirkungen von Bewegungsmangel auf die Gesundheit zwar bekannt, um wirkungsvoll gegenzusteuern fehlt es ihnen jedoch oft an Zeit und an Motivation.

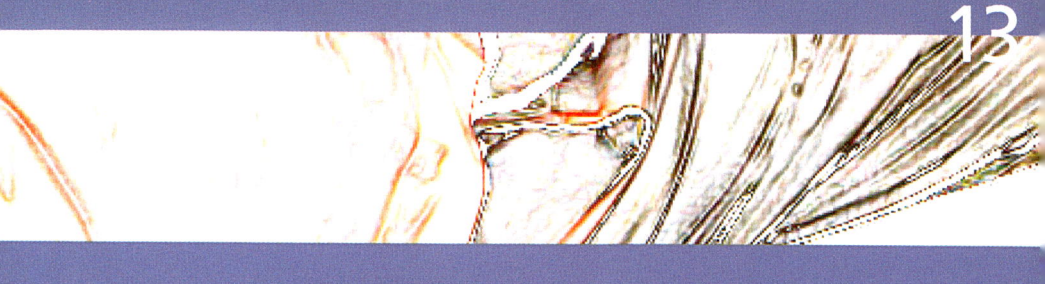

Eine simple Alternative zu aufwändigen Besuchen im Fitnessstudio wird hierzulande noch zu wenig beachtet: Die Re-Integration von Bewegung in das Alltagsleben. Wir haben eine Vielzahl an Leerläufen im Tagesgang, nutzen diese zeitlichen Ressourcen aber kaum. (Wohl auch, weil bewusstes Bewegungssuchen in der Öffentlichkeit noch nicht so recht in das Selbstverständnis westlicher Wohlstandsgesellschaften passt). Kurze Bewegungspausen im Alltag, in China längst Tradition, sind eine weitere Möglichkeit, mehr Bewegung in das tägliche Leben zu bringen. Besonders für Menschen, die vorwiegend am Schreibtisch arbeiten, sind sie ein wahrer Vitalisierungsschub und können Motivation und Stimmungslage deutlich verbessern.

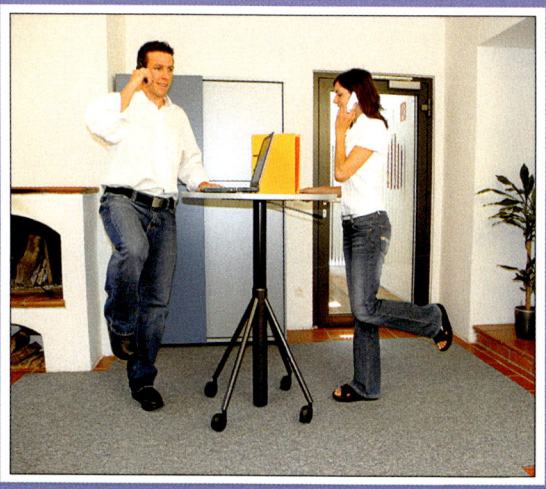

Abb. 1: Dynamische Büroarbeit ist eher noch die Ausnahme.

Grundlagen

Möglichst alle Bevölkerungsschichten für die gesundheitssichernde Wirkung von Bewegung zu sensibilisieren, ist eine vordringliche Aufgabe primärpräventiver Interventionen. Die Berufswelt ist dafür einer der wichtigsten Bereiche.

Bewegung ist deshalb schon seit geraumer Zeit im Fokus betrieblicher Gesundheitsvorsorge. Und das mit gutem Grund

- » Sie sensibilisiert die Mitarbeiter für einen gesunden Lebensstil.
- » Sie ist Primärprävention von arbeitsplatzbedingten Gesundheitsrisiken (insbesondere bei sitzender Tätigkeit).
- » Sie wirkt positiv auf Motivation und Leistungsbereitschaft der Mitarbeiter.

Zahlreiche Unternehmen haben den Wert gesundheitsfördernder Interventionen erkannt und bieten ihren Mitarbeitern bereits Unterstützung beim Abbau von Bewegungsdefiziten an.
Diese Maßnahmen stützten sich bisher jedoch vorwiegend auf externe Angebote (meist durch Studios oder Vereine). Integrative Bewegungsmöglichkeiten direkt am Arbeitsplatz sind hingegen erst in Ansätzen realisiert worden.

Obwohl ihre körperliche Belastung geringer ist, klagen Menschen mit vorwiegend sitzender Tätigkeit interessanterweise öfter über Beschwerden im Halte- und Bewegungssystem als körperlich bei ihrer Arbeit geforderte. Dieses scheinbare Paradoxon ist leicht zu erklären: Körperliche Arbeit trainiert die Muskulatur, stärkt also das muskuläre Schutzkorsett. Die Fehlhaltungen und vorwiegend statischen Beanspruchungen bei der Büroarbeit belasten hingegen eine schwache Muskulatur stärker als gemeinhin angenommen.

Die meisten dieser Erkrankungen sind korrigierbar. Mit ergonomischen Hilfsmitteln und Anleitungen zur korrekten Sitzposition allein wird man sie jedoch auf Dauer nicht verhindern können. Dazu bedarf es eines gezielten muskulären Aufbauprogramms.

Bewegungspausen dürfen deshalb nicht nur zum Ausgleich von akuten Problemen eingesetzt werden, sie müssen und sie können ein Beitrag zur Ursachenbekämpfung sein.

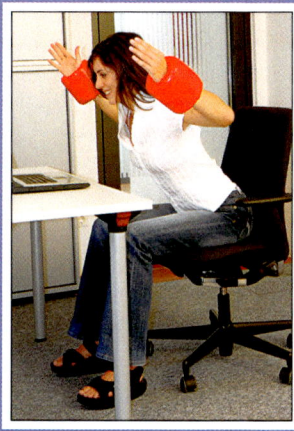

Abb. 2: Eine stabile Rumpfmuskulatur schützt die Wirbelsäule.

tipps

Mit Bewegungspausen muskuläre Defizite beheben

Aktive Pausen während der Arbeitszeit orientierten sich bisher überwiegend am unspezifischen Ausgleich von Problemen, die durch eine monotone Körperhaltung hervorgerufen wurden. Natürlich kann man mit einfachen Dehnungsübungen Symptome wie Verspannungen oder Rückenschmerzen kurzfristig abbauen, ausreichend ist das jedoch nicht. Ziel muss es sein, die Ursachen zu beheben, indem man das defizitäre muskuläre Schutzkorsett des Individuums so stabilisiert, dass es den Beanspruchungen des Alltags wieder gerecht werden kann.

Dieses Buch zeit, wie man zwischen Laptop und Aktenschrank ein gezieltes Trainingsprogramm für die Rumpfmuskulatur realisierem kann. Ergänzend werden spezifische Bewegungs- und Entspannungsprogramme vorgestellt, mit denen sich gezielt Konzentration und Motivation verbessern, aber auch diverse Probleme mit dem Bewegungssystem kurzfristig beheben lassen.
FIT@WORK richtet sich primär an alle Berufstätigen mit vorwiegend sitzender Tätigkeit, die ihre Fitness und Leistungsfähigkeit direkt am Arbeitsplatz verbessern möchten. Darüber hinaus soll es den Verantwortlichen für Gesundheitsförderung in Betrieben und Institutionen als Orientierungshilfe dienen.

2 BEWEGUNG ALS GESUNDHEITSVORSORGE

Die Bewegungsarmut breiter Bevölkerungskreise wird durch soziokulturelle Einflüsse oftmals verstärkt. Das Verweigern selbst einfacher manueller Tätigkeiten wird von vielen Menschen immer noch als Merkmal sozialen Aufstiegs angesehen. Man lässt andere den Haushalt erledigen, fährt auch kürzeste Entfernungen mit dem Auto und verbringt die meiste Zeit des Wachseins im Sitzen, der physiologisch gesehen ungünstigsten Position, den Körper aufrecht zu halten.

Das Problem dabei: Die genetische Struktur des homo sapiens hat sich seit der Steinzeit kaum verändert, sie ist immer noch auf Bewegung programmiert. Bis vor wenigen Jahrzehnten waren die Arbeitswelten des Menschen immer auch Bewegungswelten, der Alltag weitgehend von manueller Tätigkeit bestimmt. Erst die enormen technischen und sozialen Errungenschaften der letzten Dekaden brachten als Kehrseite der Medaille das Problem der Bewegungsarmut in unseren Alltag.

Die Folge: Wir sitzen uns durchs Leben. Verschärft wird das Problem durch Veränderungen in der Berufswelt: Jeder zweite Erwerbstätige in Deutschland arbeitet bereits jetzt am Computer, Tendenz steigend.
(www.die-praevention.de)
Die daraus resultierenden Bewegungsdefizite verursachen nicht nur wachsende Körperfülle, sie schwächen auch die schützende und stützende Muskulatur.

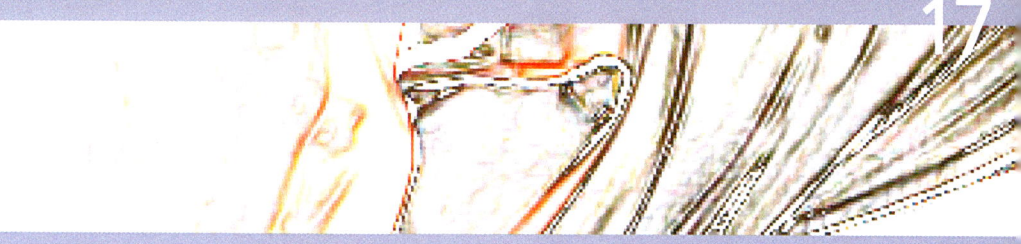

Selbst einfachen körperlichen Belastungen des Alltags ist das defizitäre Muskelsystem nicht mehr gewachsen, eine ausreichende Stütz- und Schutzfunktion für die passiven Strukturen (Gelenke, Knochen) ist damit nicht mehr gewährleistet. Die Folge sind Verspannungen, Funktionsstörungen und Erkrankungen.

Trotz umfangreicher Berichterstattung gibt es immer noch Informationsdefizite über die vielschichtigen Wirkungsmechanismen moderater muskulärer Tätigkeit. Diese gehen weit über die positiven Einflüsse auf das Bewegungssystem hinaus. Sie stärken das Herz-Kreislaufsystem, optimieren den Stoffwechsel und kräftigen das Immunsystem, haben günstigen Einfluss auf die Knochendichte und zahlreiche andere Anti-Aging-Effekte. Fitnesstraining verbessert darüber hinaus die Wirksamkeit und Leistung von Nervenzellen, ja sie kann sogar das Entstehen neuer Nervenzellen anregen (W. Hollmann, 2005).

Der Arbeitsmarkt der Zukunft

Die Verlängerung der Lebensarbeitszeit ist eine weitere Herausforderung für die betriebliche Gesundheitsförderung. Mit Rauchpausen, Schweinsbraten und Inaktivität werden die Über-50-Jährigen den Herausforderungen einer globalen Wettbewerbsgesellschaft nicht mehr gerecht werden können. Ohne mehr Eigenverantwortung werden die gesundheitlichen Probleme älterer Arbeitnehmer eher die Regel als die Ausnahme sein.

Grundlagen

Bewegung ist ebenso wichtig wie gesunde Ernährung!

Deshalb ist es auch gesundheitspolitisch unklug, Bewegung – wenn überhaupt – nur als begleitende Maßnahme zur gesunden Ernährung zu bewerben. Weder Hamburger nach Speiseeis sind die Hauptverursacher von Übergewicht, Diabetes, Osteoporose und anderer Zivilisationskrankheiten, sondern die fehlende Kompensation der zugeführten Energie und die mangelnde Widerstandsfähigkeit wichtiger Organsysteme. Beides wird durch Bewegungsmangel hervorgerufen.

Natürlich ist Aufklärung über gesunde Ernährung eine wichtige Säule der Prävention, der Abbau von Bewegungsdefiziten ist der Öffentlichkeit jedoch leichter zu vermitteln. Er steht nicht im Marketingwettstreit mit den Werbemillionen der Genussmittelindustrie.

Eine hartnäckige Fehleinschätzung

Nicht die manuelle Arbeit an sich oder einseitige Belastungen durch langes Sitzen sind hauptverantwortlich für die meisten Erkrankungen unseres Halte- und Bewegungsapparates, sondern das unzureichende muskuläre Schutzkorsett. Hier werden Ursache und Wirkung verwechselt.

Bewegung hilft bei psychischen Belastungen

Die hohen psychischen Belastungen der modernen Wettbewerbsgesellschaft sind ein weiterer Risikofaktor für die Gesundheit. Auf permanenten Stress reagiert der Organismus mit verschiedenen gesundheitlichen Problemen, wie Herzleiden, Bluthochdruck und Migräne. Die Zahl der Krankheitstage aufgrund depressiver Störungen ist in Deutschland seit 2000 um 42% gestiegen. Psychische Erkrankungen und Verhaltensstörungen rangieren inzwischen an vierter Stelle in den Statistiken über die Arbeitsunfähigkeitsdaten (www.die-praevention.de).

Die gute Nachricht

Regelmäßige Bewegung hilft, den angestauten Stress abzubauen. Körperliche Fitness erreicht demnach über vielfältige Wirkungsmechanismenn auch die psychosoziale Ebene. Sie hat positiven Einfluss auf Faktoren wie Motivation, Stressbelastung oder soziale Kompetenz. Je besser die muskuläre Leistungsfähigkeit entwickelt ist, umso besser sind auch die psychisch-emotionalen Leistungsaspekte.
Steigen die positiven „Gefühle bei der beruflichen Tätigkeit" selbst, steigt konsequenterweise auch die Leistungsbereitschaft.

Bewegung verbessert die mentale Leistungsfähigkeit

Die Bewegungspause ist im Kontext mit neuen Erkenntnissen der Neurowissenschaft auch als ein geeignetes Instrument zur Verbesserung mentaler Leistungen zu sehen. So verweist die Bielefelder Neurowissenschaftlerin Gertraud Teuchert-Noodt (1998) auf die Zusammenhänge von Denk- und Wahrnehmungsleistungen und der Bewegung. Allein durch Bewegung und die damit eng verknüpfte Sensorik werden grundlegende Verbindungen zwischen Nervenzellen im Gehirn gebildet, erhalten und verstärkt. Die Rückkopplung von Sensorik und Motorik verstärkt somit Kreativität und Leistungsbereitschaft. Bewegung sorgt darüber hinaus für eine ausgewogene Funktionsweise des zentralen Botenstoffsystems im Gehirn und fördert somit die Entstehung dauerhafter Lerneffekte.

Die Konsequenz daraus: Belastungen der Arbeitswelt können durch gesteigerte Fitness wesentlich besser kompensiert werden.
Die damit einhergehende Steigerung des Selbstwertgefühls und die innere Ausgeglichenheit sind ein wichtiger Beitrag zur persönlichen Work-Life-Balance.

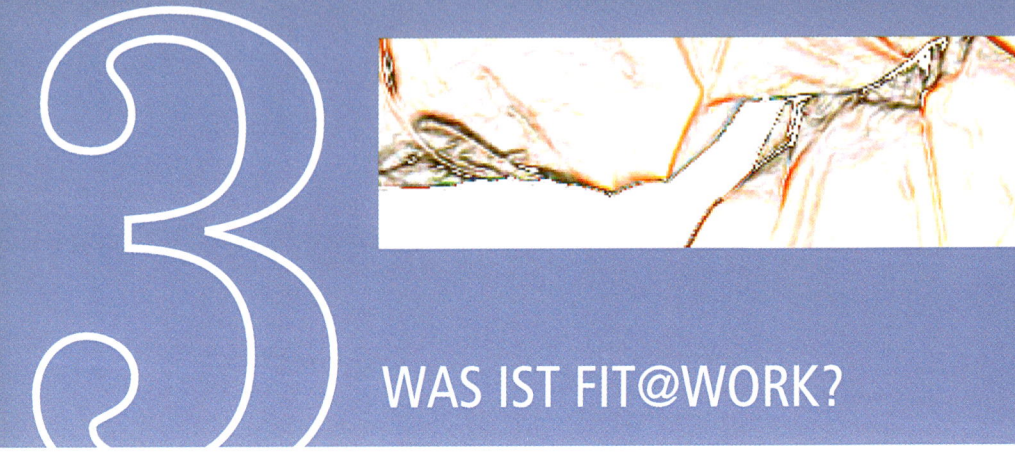

3. WAS IST FIT@WORK?

In der betrieblichen Gesundheitsvorsorge wird zwischen verschiedenen Pausenformen unterschieden. Die Mikropause als kürzeste Pausenform sieht Kurzunterbrechungen zwischen 30 Sekunden und 5 Minuten vor, die entweder für bewegungorientierte oder für entspannende Maßnahmen genutzt werden sollten. Diese Unterscheidung verliert jedoch zusehends an Kontur, da Bewegung ebenfalls entspannende und stressreduzierende Wirkungen haben.

FIT@WORK ist ein Bewegungsprogramm für Kurzpausen am Arbeitsplatz. Es geht allerdings über bereits bestehende Ansätze für die aktive Pause hinaus und sieht die Arbeitsunterbrechung nicht nur als Erholungs- und Revitalisierungsinstrument sondern als Baustein eines ganzheitlichen, integrativen Fitnesstrainings.

Erstmals wurde von einer Arbeitsgruppe der Universität Salzburg versucht, ein ganzheitliches Muskeltrainingskonzept in das System der aktiven Pause bei vorwiegend sitzender beruflicher Tätigkeit zu integrieren. Vorbild dazu waren die Erfahrungen aus einem Bewegungspausen-Modellprojekt mit Grundschülern.

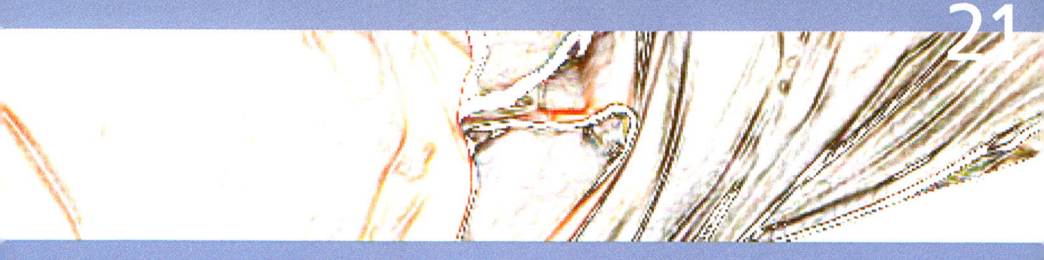

Sanftes Muskeltraining im Klassenzimmer

Bei einem Modellprojekt mit 4000 Grundschülern wurde der Regelunterricht durch Musik-begleitete Bewegungsprogramme täglich bis zu 10 Minuten unterbrochen. Ziel war es, mit Hilfe eines speziellen Krafttrainings die Leistungsfähigkeit der Rumpfmuskulatur zu verbessern. Dazu wurde ein selbst schließendes gepolstertes Gewichtssystem konzipiert, das gefahrloses Üben auch am Schreibtisch ermöglicht. Da Kinder Gesundheit als etwas Selbstverständliches wahrnehmen und deshalb gesundheitliche Risiken nicht als Bedrohung sehen (vgl. U.Ungerer-Röhrich, 1998), wurde versucht, dieses Projekt möglichst kindgerecht (Musikbegleitung und Visualisierung der Bewegungsanleitungen) umzusetzen. Diese Sichtweise wirkt erfahrungsgemäß bei vielen Menschen lange nach. Es empfiehlt sich deshalb auch bei Erwachsenen, präventiv wirksame Inhalte möglichst nahe an die „Lebenswelten" der Menschen zu transportieren.

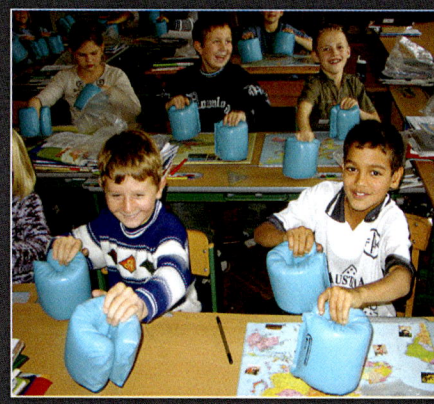

Abb. 5: Muskeltraining in der Bewegungspause – ein Modellprojekt mit 4000 Grundschülern.

Grundlagen

Das Zauberwort für den Aufbau eines schützenden Muskelkorsetts heißt Core-Training. Bei dieser Trainingsmethode wird die Muskulatur der Körpermitte ganzheitlich stabilisiert und gekräftigt. Dieses Konzept rückte erstmals bei der Fußball-WM in den Blickpunkt der Öffentlichkeit. Der Erfolg der deutschen Nationalmannschaft bei der WM 2006 wird zu einem gewissen Teil dem außergewöhnlichen, anfangs belächelten Fitnesstraining des US-Amerikaners Mark Verstehen zugeschrieben, in dem Elemente des Core-Trainings eine wichtige Rolle spielten.

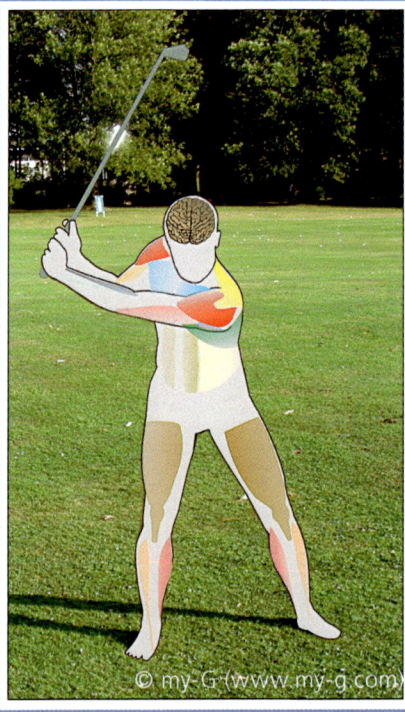

Abb. 6: Die Bedeutung der Rumpfmuskulatur im Sport: Ein dynamisch-stabiler Rumpf ist beim Golfen sowohl für die Schlagleistung als auch für den Schutz des Bewegungsapparates von zentraler Bedeutung.

Ausgehend von der Erkenntnis, dass ein stabiles gelenknahes Muskelsystem die Basis für die optimale Funktion der großen Bewegungsmuskeln darstellt, wird bei FIT@WORK in vier aufbauenden Stufen jenes komplexe Kraftniveau erreicht, das wir für die täglichen Anforderungen im Alltag und in der Freizeit benötigen.

Diese Methode eines sanften, auch auf mentale und emotionale Wirkungen bedachten Muskeltrainings ist auch in Kurzpausen am Schreibtisch ohne Beeinträchtigung des Arbeitsumfeldes realisierbar. Es sind weder Veränderungen im Raum noch eine spezielle Sportbekleidung notwendig. Durch die zeitliche Limitierung auf wenige Minuten und die relativ geringen Belastungsintensitäten ist auch das Problem verstärkter Transpiration nicht gegeben. Jeder kann darüber hinaus die Länge der Kurzpause so begrenzen, dass es zu keinerlei Schweißbildung kommt.

Für den Trainingserfolg entscheidend sind allerdings Regelmäßigkeit und Kontinuität. Im Idealfall wird ein begleitendes Muskeltraining im Tagesgang so selbsverständlich wie das Zähneputzen.

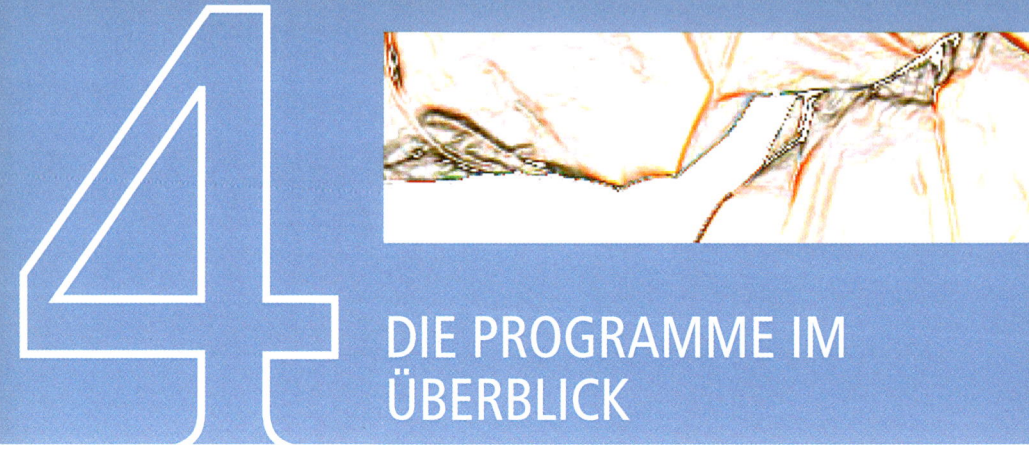

4 DIE PROGRAMME IM ÜBERBLICK

Zum besseren Verständnis des FIT@WORK Pausen-Systems stellen wir die einzelnen Bausteine zuerst in einer Übersicht vor. Sie werden anschließend im Praxisteil detailliert erläutert.

In einem freundlichen Betriebsklima ist es für Mitarbeiter leichter, sich das Recht auf Kurzpausen zu nehmen und diese dann noch gegen den Gruppendruck individuell zu gestalten. Um den Einstieg in den „bewegten Arbeitsplatz" einfacher zu gestalten, besteht der erste Schritt in der Intensivierung der Alltagsbewegung. Dieser kann unbemerkt von Freunden und Kollegen durchgeführt werden. Danach erfolgt als zweiter Schritt der langsame Einstieg in das Ritual der Aktivpause.

Wenn Schritt 1 und Schritt 2 konsequent eingehalten werden, ist dies als Ausgleich zur monotonen Schreibtischarbeit ausreichend. Damit lassen sich einfache Probleme mit dem Bewegungsapparat kurzfristig beheben sowie Konzentration und Leistungsbereitschaft verbessern. Wer aber seinen Körper nachhaltig gegen alle Fehlbelastungen schützen möchte, sollte sich möglichst bald dem dritten Schritt, dem Aufbau eines stabilen Muskelkorsetts, zuwenden. Dies gilt insbesondere für Menschen mit Rückenproblemen.

Um das Ritual der Bewegungspause nachhaltig zu verankern, braucht es eine kontinuierliche Durchführung über mindestens sechs Monate.

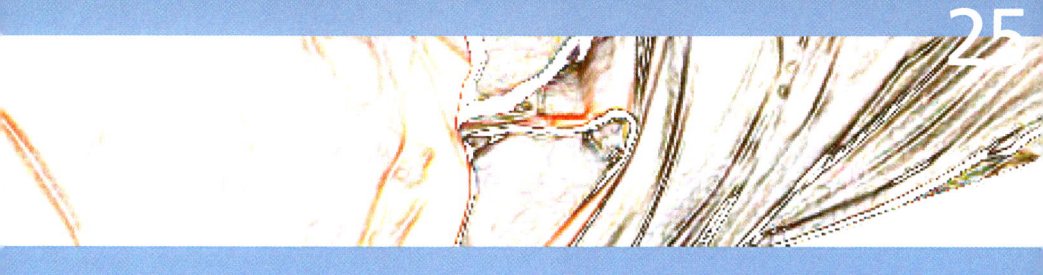

Das Aktivpausen-System im Überblick

```
                    PROGRAMM 4:              PROGRAMM 5:
                    Core-Training            Core-Training für
                    für Einsteiger           Fortgeschrittene

                    ┌─────────────────────────────────────┐
                    │            SCHRITT 3:               │        ZIEL:
                    │  Schützendes Muskelkorsett aufbauen │        Fitness am
                    │     5 mal täglich, 2 bis 4 Minuten  │        Arbeitsplatz
                    └─────────────────────────────────────┘

              PROGRAMM 1:    PROGRAMM 2:     PROGRAMM 3:
              Regeneration   Revitalisierung dynamisches
                                             Muskeltraining

                    ┌─────────────────────────────────────┐
                    │            SCHRITT 2:               │
                    │  Aktivpausen – Ausgleich & Entspannung │
                    │  3 bis 5 mal 20 Sekunden bis 4 Minuten │
                    └─────────────────────────────────────┘

              zu Hause & in   während der    von und zur
              der Freizeit    Arbeit         Arbeit

VORAUSSETZUNG:      ┌─────────────────────────────────────┐
Ein optimales      │            SCHRITT 1:               │
Arbeitsumfeld      │     Das Bewegungskonto erhöhen      │
                    │         geringer Zeitaufwand        │
                    └─────────────────────────────────────┘
```

Grundlagen

VORAUSSETZUNG:
Das optimale Arbeitsumfeld schaffen

Um den Anforderungen des Berufslebens erfolgreich begegnen zu können, bedarf es des Zusammenspiels vieler Faktoren. Dazu zählt auch das optimale Arbeitsumfeld. Ein freundlicher Arbeitsplatz kann zwar den Leistungsdruck nicht beseitigen, er trägt aber wesentlich zur Motivierung seines Benutzers bei. Mobiliar, Raumgröße und räumliche Rückzugsmöglichkeiten werden zwar immer noch vom Arbeitgeber vorgegeben, mit einfachen Maßnahmen kann aber jeder selbst mithelfen, seiner Arbeitsumgebung ein freundliches Ambiente zu geben.

Dazu zählen die vom Mitarbeiter beeinflussbaren Gestaltungsmöglichkeiten wie z.B. die Farbgebung im Büro, die Art und Stärke der Beleuchtung, die Bereitstellung von Rückzugsmöglichkeiten und die psychosozialen Verhaltensmuster jedes Einzelnen. All dies kann zu einer positiveren Arbeitsatmosphäre, zur verstärkten Identifizierung mit dem Arbeitsplatz beitragen. Eine positive Corporate Identity hat nachweislich Einfluss auf kreatives und konsequentes Handeln.

SCHRITT 1:
Das Bewegungskonto im Arbeitsalltag erhöhen

Die einfachste Maßnahme zum Abbau von Bewegungsdefiziten ist die Intensivierung der Alltagsbewegungen. Dies ist vor allem dort aktuell, wo der Beruf zu vorwiegend sitzender Tätigkeit zwingt. Stundenlange monotone Haltung belastet nicht nur das Bewegungssystem, auch Konzentration und Motivation erleiden Einbussen. Entsprechend wichtig sind Arbeitsunterbrechungen für aktive Kurzpausen, am besten über zusätzliche Bewegung.

Ein mageres Bewegungskonto ist relativ leicht über die Erhöhung der täglich anfallenden Schrittzahl aufzubessern. Verwendet man hierzu die im Fachhandel erhältlichen Schrittzähler, lassen sich die individuell gesetzten Aktivitäten auch genau überprüfen.

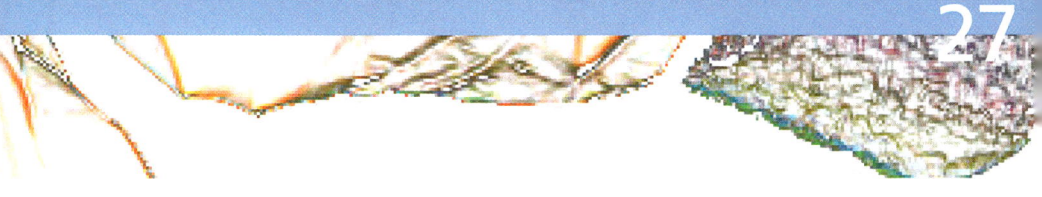

Die Erhöhung der Schrittzahl sollte sich nicht nur auf den Arbeitsplatz beschränken, sondern auch den Weg von und zur Arbeit und die täglichen anfallenden Besorgungen einschließen.

Eine weitere wichtige Strategie gegen die Monotonie des Dauersitzens ist das dynamische Arbeiten, der ständige Wechsel zwischen Sitzen, Stehen und Gehen.
Hierzu empfiehlt die AOK (gemäß arbeitsmedizinischer Forderungen) folgenden Schlüssel:

» 50 % der Büroarbeit sollten im Sitzen,
» 25 % im Stehen
» und 25 % im Gehen durchgeführt werden.

Dieser Schlüssel ist über verschiedene Strategien erreichbar und kann durch spezielles Mobiliar wirksam unterstützt werden. Die Industrie bietet zahlreiche „Aktivitätsverstärker" an, mit denen alltägliche Bewegungsmuster optimiert oder verstärkt werden können.

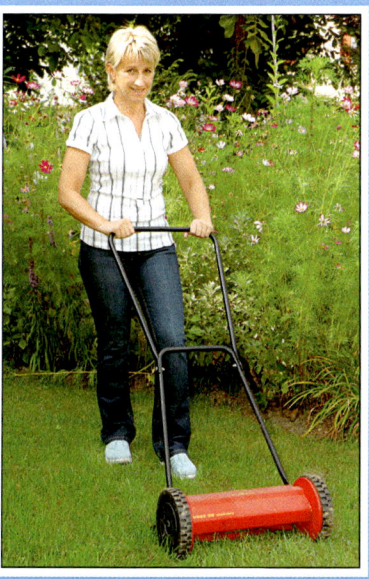

Abb. 8: In gehobenen Kreisen in den USA ist es momentan en vogue, die Hausarbeit zur Steigerung der Fitness wieder selbst zu erledigen.

Grundlagen

Als Leitprodukt dieser Produktgruppe gilt der in der Schweiz entwickelte MBT-Schuh. Er verfügt über eine spezielle Sohlenkonstruktion, die nicht nur die Muskelaktivitäten (und damit den Kalorienverbrauch) generell erhöht, sondern auch zahlreiche positive Wirkungen auf die Eigenregulationsfähigkeit wichtiger Muskelgruppen hat.
Natürliche Haltung und physiologisch funktionelle Gehbewegung des Menschen werden mit diesem Schuh gleichsam „rücknaturalisiert".

Daneben bietet die Industrie noch eine Reihe anderer empfehlenswerter Produkte zur Erhöhung der Wirksamkeit von Aktivpausen an. Alle von uns in den einzelnen Programmen eingesetzten Hilfsgeräte werden in Kapitel 5 näher vorgestellt.

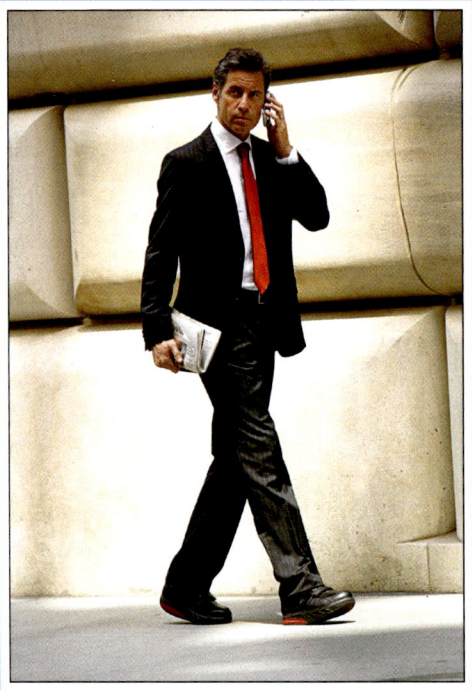

Abb. 9: Mit dem MBT-Schuh lassen sich Alltagsbewegungen zusätzlich intensivieren.

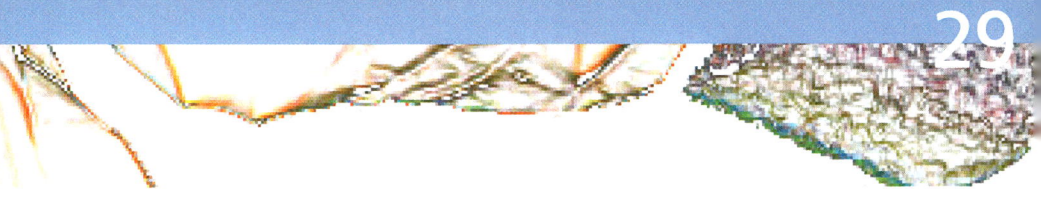

SCHRITT 2:
Mit der aktiven Kurzpause die Batterien neu aufladen

Neben der Suche nach mehr Bewegung im Alltag sollte auch die bewegungsorientierte Kurzpause bald zur Gewohnheit werden. Sie ist als Entspannungs- und Revitalisierungshilfe ebenso wichtig wie zur Vorbeugung von Funktionsstörungen des Halte- und Bewegungsapparates.

Der gesundheitsfördernde Wert von aktiven Pausen ist unumstritten und durch zahlreiche Untersuchungen gut belegt. In Laborstudien belegten JANARO und BECHTOLD bereits 1985 den Wert von kurzen Bewegungspausen während der Arbeitszeit. Demnach erhöhte sich die Arbeitsleistung um 12,8 % (www.micropause.ch).

Die Auswirkungen von Bewegungspausen auf die Leistungskurve im Tagesgang

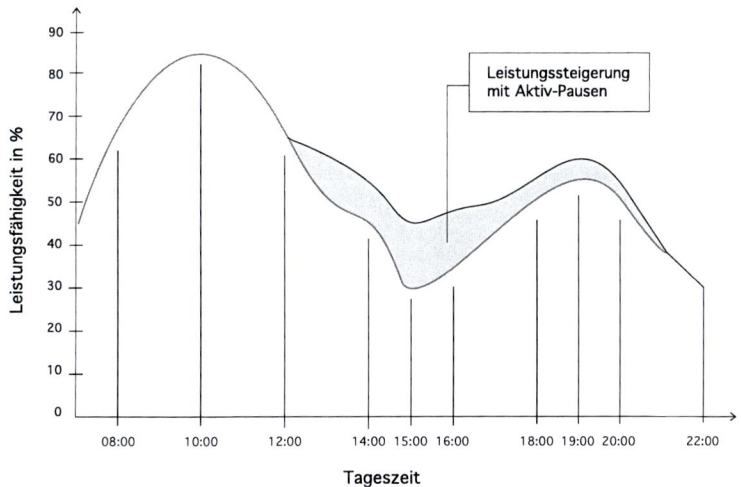

Quelle: fitimjob AG 2003

Grundlagen

Das Problem: Viele Menschen sehen erst dann eine Notwendigkeit zum Gegensteuern, wenn der Leidensdruck entsprechend groß ist, also bereits kleinere oder größere Probleme auftreten. Die Sensibilisierung der Mitarbeiter für die vorbeugende Wirkung dieser Pausen ist eine wesentliche Aufgabe der für Human Resources verantwortlichen Führungskräfte. Eine feste Verankerung dieser Kurzpause in den Arbeitsalltag ist eine einfache (aber leider nicht leicht umzusetzende) Maßnahme, von der letztlich nicht nur der Mitarbeiter, sondern auch sein gesamtes Umfeld profitiert.

SCHRITT 3:
Ein leistungsfähiges Muskelkorsett aufbauen

Im Kampf gegen die durch Bewegungsarmut hervorgerufenen Muskeldefizite ist der Gesundheitssport eher den Empfehlungen aus dem Bodybuilding statt den Erkenntnissen der Trainingswissenschaft gefolgt.

Damit wir Gelenke, Muskeln und Sehnen dauerhaft beschwerdefrei beanspruchen können, bedarf es jedoch eines koordinativen Netzwerks, in dem wie in einem Orchester alle Instrumente exakt aufeinander abgestimmt werden müssen. Ein koordinativ gekräftigtes Muskelkorsett hat nicht nur Vorteile beim Transport schwerer Akten, sondern bringt auch noch zusätzliche Verbesserungen in allen Bereiche des psychophysischen Leistungsprofils. So wird unter anderem das Gefühl für den Körper intensiviert, die Standsicherheit erhöht und die individuelle Ermüdungswiderstandsfähigkeit verbessert.

Das dazu notwendige Training lässt sich unter einfachsten Bedingungen realisieren, weder spezielle Räumlichkeiten noch Sportbekleidung sind dafür notwendig.

Grundsätzlich geht es natürlich auch ohne Hilfsmittel, mit Bürostuhl und Schreibtisch haben Sie bereits die wichtigsten Übungsgeräte.

Die neue Muskelfitness

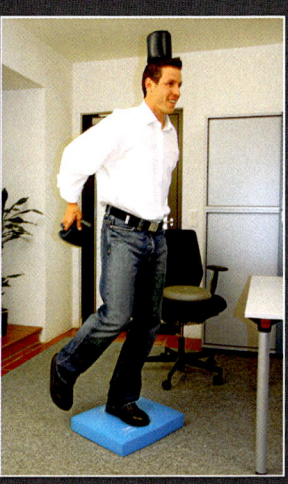

Abb. 11: Gleichgewichtsübungen sind ein wichtiges Element des Core-Trainings.

Gesundheitsorientiertes Muskeltraining muss sich an den Belastungen des Alltags orientieren. Durch Bewegungsmangel ist uns neben der Kraft an sich auch die Fähigkeit zur koordinativen Feinsteuerung verloren gegangen. Besonders negativ ist das für die Rumpfmuskulatur, denn sie ist Steuerzentrale für alle Bewegungen und Schutzkorsett für die Wirbelsäule. Core-Training (englisch „Kern") optimiert die Rumpfmuskulatur unter ganzheitlichen Gesichtspunkten, wobei besonders auf das neuro-muskuläre Zusammenspiel und die Verbesserung der Selbstregulation der Muskulatur Wert gelegt wird.

Das Besondere daran: Für das Core-Training braucht man weder teure Geräte noch schweißtreibende Übungsformen. Es kann unter einfachsten Bedingungen sowohl zu Hause als auch im Büro durchgeführt werden.

Gemeinsames Ziel des im Praxisteil vorgestellten Core-Trainings-Programms ist die Entwicklung eines dynamisch-stabilen Rumpfes, der wie ein erdbebensicheres Gebäude alle auf den Körper einwirkenden Stöße, Scherkräfte und Fehlhaltungen problemlos abfedern kann. Menschen mit Rückenproblemen ist deshalb das Core-Trainings-Programm ebenso zu empfehlen wie sportlich orientierten Personen.

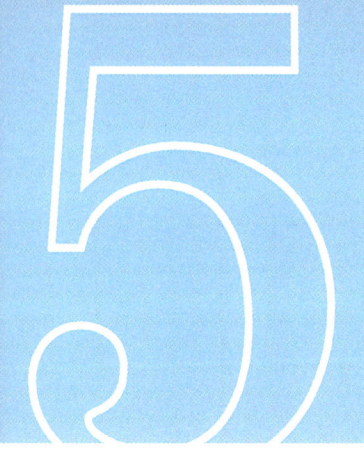
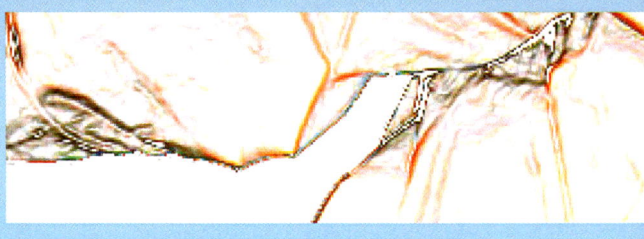

5 EMPFEHLENSWERTE HILFSMITTEL

Die Industrie stellt inzwischen einige wirklich empfehlenswerte Hilfsmittel bereit, die die Motivation für und die Effizienz von Bewegungspausen deutlich erhöhen können.

Die in diesem Kapitel vorgestellten Hilfsmittel zur Steigerung der Wirksamkeit von Entspannungs- und Bewegungspausen wurden von uns hinsichtlich ihrer Eignung für das koordinative Muskeltraining geprüft und ausgewählt. Alle Produkte haben sich bei Feldversuchen bewährt und sind ausgesprochen preisgünstig.

Um die Wirksamkeit des Mikropausentrainings zu optimieren empfehlen wir folgende Hilfsmittel:

5.1 Musikbegleitung
5.2 Schrittzähler (Pedometer)
5.3 Aktivitätsverstärker
5.4 Kleingeräte für koordinatives Muskeltraining

Beim Einsatz von Hilfsgeräten am Arbeitsplatz ist darauf zu achten, dass sie leicht zu verstauen und unkompliziert anzuwenden sind.

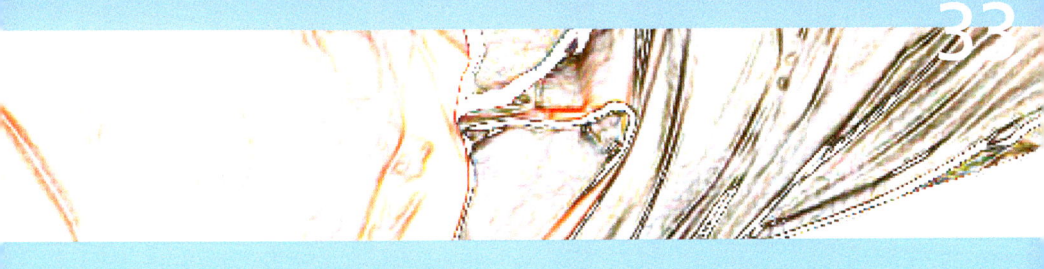

5.1 Musikbegleitung

Die Musikbegleitung ist vor allem in der Anfangsphase eine wichtige Motivationshilfe. Wenn es die Umstände erlauben, empfiehlt es sich, alle Programme mit passender Musikbegleitung durchzuführen. In einem vorwiegend auf Entspannung ausgerichteten Programm wird dies eher sanfte Hintergrundmusik sein, in einer bewegungsorientierten Kurzpause ein Stück mit schnellerem Rhythmus. Die Schlagzahl sollte sich generell zwischen 105 und 120 bpm (beats per minute) bewegen.

5.2 Schrittzähler (Pedometer)

Diese sehr preiswerten Geräte empfehlen sich ebenfalls in der Anfangsphase, wenn es darum geht, Verhaltensmuster nachhaltig einzuschleifen. Die Überprüfung der täglich zurückgelegten Schritte ist in den ersten Wochen eine wichtige Orientierungshilfe.

5.3 Aktivitätsverstärker

Diese Produktgruppe dient der Intensivierung und Optimierung von Alltagsbewegungen ein zusätzlicher Zeitaufwand ist nicht notwendig. Sie haben den großen Vorteil, sich problemlos in die Alltagsmotorik – in unserem Fall in den Arbeitsalltag – integrieren zu lassen. Die Trainingswirkungen dabei sind beachtlich, ein zusätzlicher Zeitaufwand nicht notwendig. Aus dieser Produktgruppe haben wir den MBT-Schuh und labile Unterlagen verwendet.

Grundlagen

5.3.1 Der MBT-Schuh
Leitprodukt zur Aktivierungsverstärkung

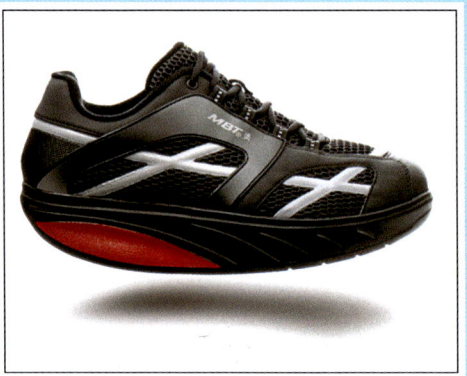

Abb.12: Der MBT-Schuh als Fitnessgerät.

Der MBT-Schuh sieht zwar aus wie ein Schuh, ist aber streng genommen ein Fitnessgerät. Während der normale Schuh den Fuß stützt und führt, macht das MBT-System genau das Gegenteil: Es versetzt den Körper in eine natürliche Instabilität und regt dadurch die Fähigkeit des Halte- und Bewegungssystems zur Eigenregulation an.
Dies fördert insbesondere die Aktivität der gelenksnahen kleinen Muskeln, die die Gelenke und die Wirbelsäule unbewusst und im Voraus auf die folgenden Bewegungen einstellen. Bei vielen Menschen mit Rückenproblemen funktioniert diese Voraktivierung nicht mehr optimal.

Zahlreiche Studien belegen inzwischen die vielfältigen Wirkungen der MBT-Schuhe. Auch aufgrund eigener Erfahrungen halten wir deshalb eine Empfehlung dieser Produkte für die betriebliche Gesundheitsförderung für gerechtfertigt. Mit dem MBT-System lässt sich ein wichtiger Baustein des Core-Trainings ohne jeden Aufwand in die Alltagsbewegung integrieren.

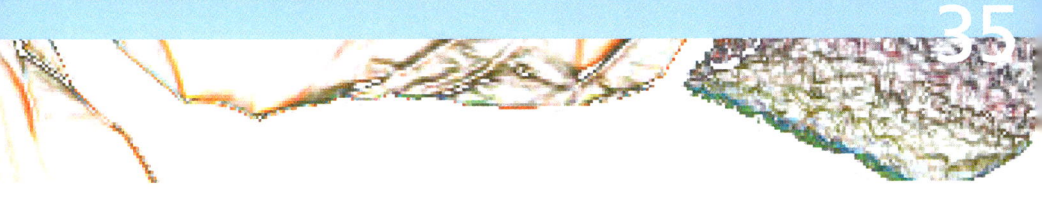

5.3.2 Labile Unterlagen

Es liegt auf der Hand, dass Büroarbeit nicht überwiegend im Gehen und Stehen zu bewältigen ist. Labile Unterlagen können deshalb auch im Sitzen zu zusätzlicher Muskelaktivität anregen. Die Industrie bietet inzwischen eine Vielzahl solcher Hilfsmittel an. Von den so genannten Pendelstühlen über Balancierhilfen bis hin zu Sitzkissen.
Für die Bewegungspause eignet sich besonders das Sitzkissen SIT FIT PLUS von SISSEL (s. Abb. 13).
Zur Beinachsenstabilisierung kann zusätzlich zum instabilen MBT-Schuh auch noch eine labile Unterlage eingesetzt werden. Wir haben hier mit dem BalancePad von AIREX gute Erfahrungen gemacht (siehe Abb. 14).

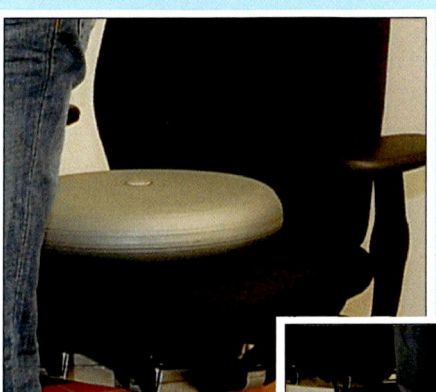

Abb. 13: Sitzkissen
Es verstärkt die Voraktivierung und die Ausgleichsbewegungen der tiefliegenden kleinen Haltemuskeln

(Im Bild: SIT FIT PLUS von SISSEL)

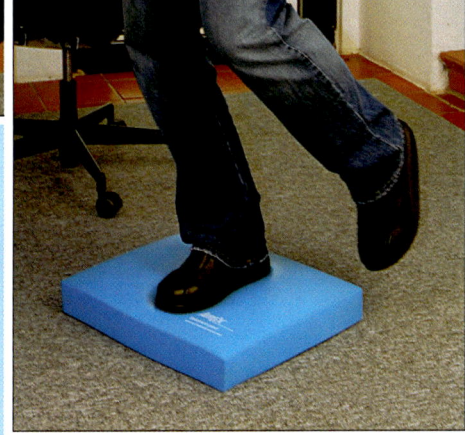

Abb. 14: BalancePad
Es verstärkt die eigenregulative Arbeit von Halte- und Bewegungsmuskeln.

(Im Bild: BalancePad von AIREX)

Grundlagen

5.4 Kleingeräte für koordinatives Muskeltraining

Produkte aus dieser Gruppe optimieren die Trainingswirkungen spezifischer Übungsprogramme. In unserem Programm steigern sie die Effizienz innerhalb der meist sehr kurzen Bewegungspausen. Hierzu hat sich das Gewichtssystem POWERCLIP besonders bewährt (www.powerclip.org).

Der PowerClip wurde für den Einsatz im schulischen Klassenzimmer entwickelt, ist aber auch für das Büro ein ideales Übungsgerät. Es ist das erste selbst haltende, schaumstoffgepolsterte Zusatzgewicht und kann sowohl als Medizinball, als Hantel und als Manschette eingesetzt werden.
Intensität und Übungsform sind in Sekundenschnelle veränderbar, was sich besonders beim variantenreichen Core-Training bewährt.
Alle Übungen sind deshalb funktionell (entsprechend ihrer physiologischen Funktion) und unter symmetrischen Belastungen durchführbar.

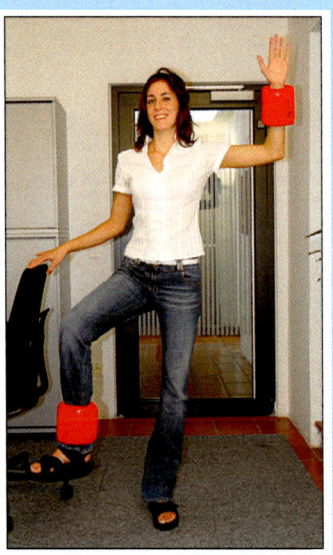

Abb. 15: PowerClips
Die PowerClips eignen sich besonders gut für das Training jener Muskelketten, die wie Sicherheitsgurte die Wirbelsäule schützen.

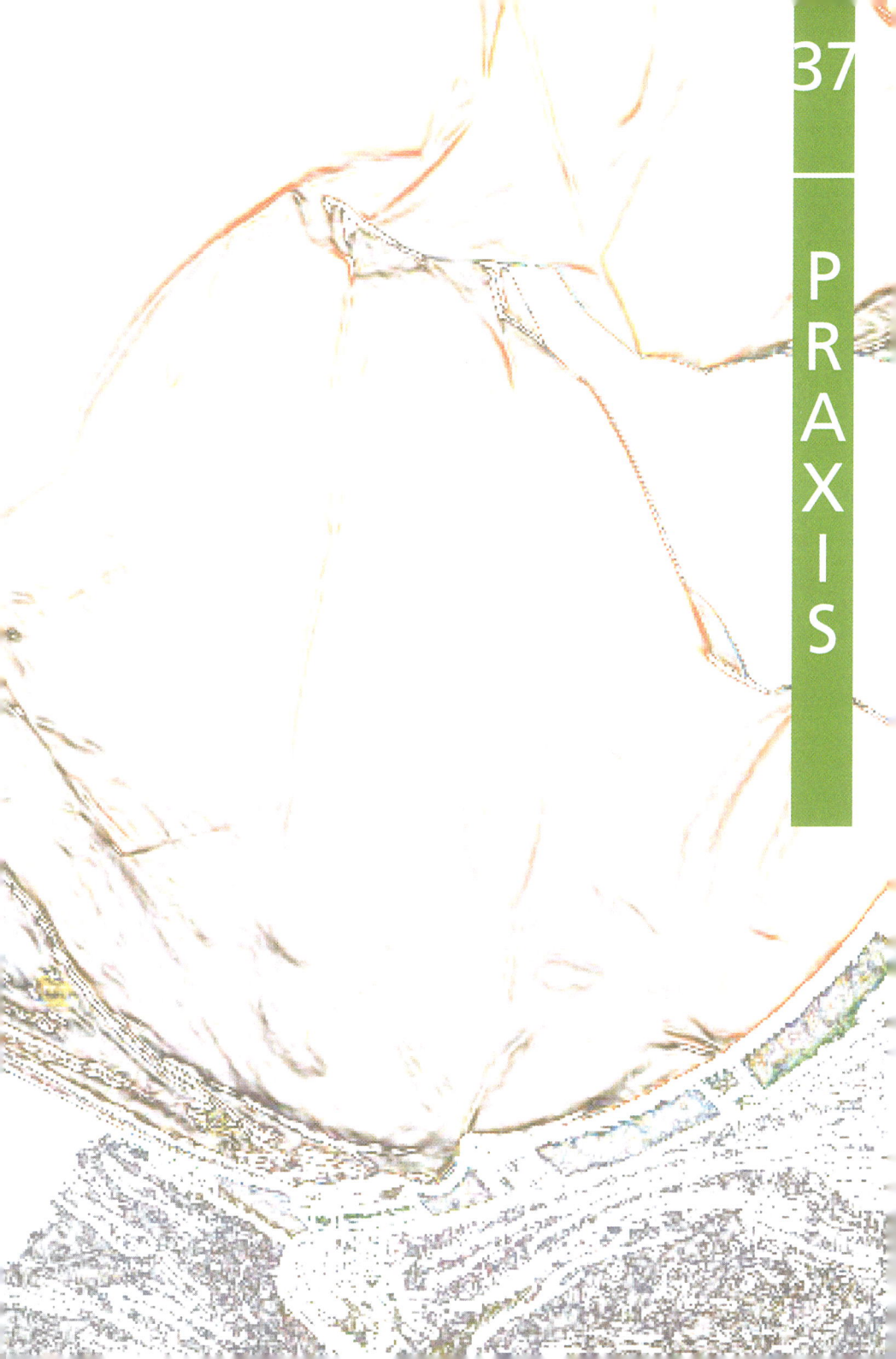

37 | PRAXIS

6 DIE PROGRAMME IM DETAIL

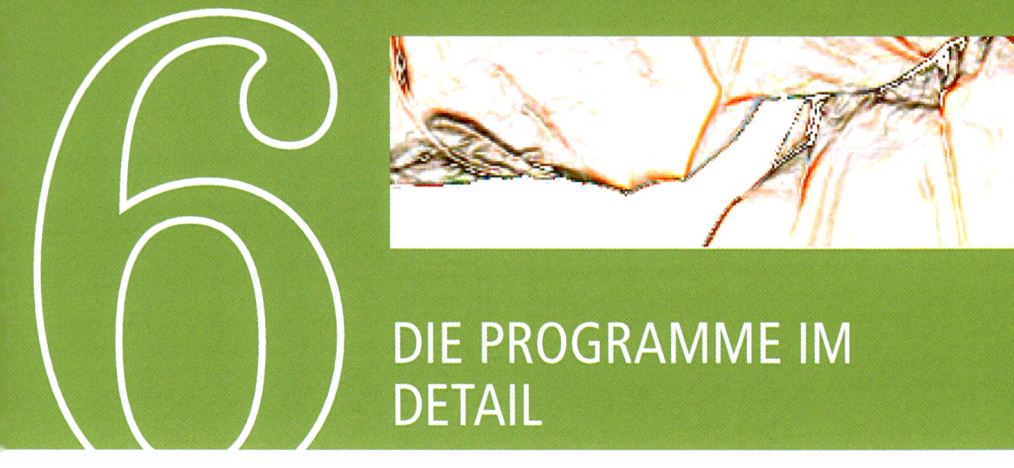

Im folgenden Abschnitt werden die Übungsprogramme von FIT@WORK im Detail vorgestellt. Alle Übungen wurden in der Praxis erprobt und evaluiert.

Die Programmstruktur

Grundlage: Der optimale Arbeitsplatz
Programm 1: Regeneration durch Bewegung
Programm 2: Revitalisierung durch Bewegung
Programm 3: Aktivierung mit Muskeltraining
Programm 4: Core-Training am Arbeitsplatz

6.1 DER OPTIMALE ARBEITSPLATZ

Erst das ideale Umfeld ermöglicht optimales Arbeiten. Arbeitsmedizinische Studien vermitteln uns inzwischen ein einigermaßen klares Bild darüber, wie der optimale Büro-Arbeitsplatz auszusehen hat. Dies betrifft vor allem die ergonomischen Anforderungen an Mobiliar und Hilfsmittel. Sie sind jedoch nur ein Teil des gesamten Anforderungsprofils.

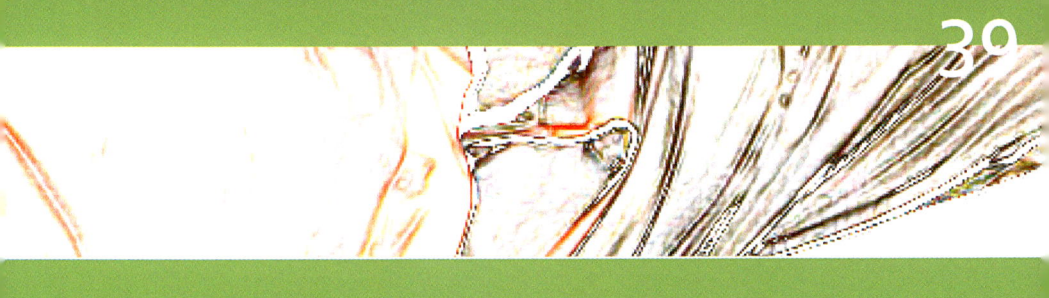

Darüber hinaus gilt es, Antworten auf Fragen zu finden wie: Mit welchen Mitteln schafft man ein Wohlfühlambiente für alle Mitarbeiter? Wie ist der Spagat zwischen Design und Ergonomie zu lösen? Welche Arbeitsbedingungen vermitteln Kreativität und Identität? Wie können über Arbeitsplatz- und Raumgestaltung Kommunikation und Teamwork gefördert werden?

Auf all diese Fragen gibt es keine endgültigen Antworten. Die zahlreichen Untersuchungen, Messungen und Befragungen zu diesem Thema können nur Empfehlungen sein, da sie sich meist an den real existierenden Gegebenheiten orientieren müssen. Räumlichkeit, Mobiliar, Ausstattung und andere Faktoren werden vom Arbeitgeber weitgehend vorgegeben. Für das dazu gehörende Wohlfühlambiente können die Mitarbeiter selbst sorgen. Oft genügen einige kosmetische Änderungen, um dem Arbeitsplatz das gewünschte Ambiente zu geben.
Da es inzwischen eine umfangreiche Literatur zum Thema Arbeitsplatz gibt, haben wir uns in der folgenden Aufstellung nur auf die wichtigsten Empfehlungen beschränkt.

Wie sehen attraktive Büros aus?

Das Fraunhofer Institut für Arbeitswirtschaft und Organisation (IAO) in Stuttgart führte zu dieser Fragestellung die Studie office21 durch. Das Ergebnis in der Zusammenfassung:

Aus Sicht der Nutzer ist es wichtig, ein Ambiente zu schaffen, das eine bewusste Gestaltung erkennen lässt und dabei einen hochwertigen, repräsentativen und gepflegten Eindruck vermittelt. Dies kann erreicht werden durch:

- Mut zum Farbeinsatz und Vielfarbigkeit
- Warme Farbtöne
- Einsatz von Glas, Holz und Textilien
- Attraktive funktionales und ergonomisch hochwertiges Mobiliar
- Verzicht auf (billig wirkende) Kunststoffe

Praxis

Die Maßnahmen zur Optimierung des Arbeitsumfeldes lassen sich unter verschiedenen Aspekten betrachten. Der erste betrifft die Hardware, das sind die vom Arbeitgeber vorgegeben Strukturen, die Räumlichkeiten, das Mobiliar und weitere Hilfsmittel. Der zweite Aspekt betrifft die Software, darunter ist der maßgeblich vom Individuum beeinflussbare Umgang mit der Hardware zu verstehen.

RAUM UND MOBILIAR (HARDWARE)

Die Räumlichkeiten

Der Minimalbedarf für einen Büro-Arbeitsplatz liegt bei 12-15 m², bei einem Bildschirmarbeitsplatz sind es 8-10 m². Nicht nur zur Durchführung von Aktivpausen sondern generell ist auf ausreichende Beinfreiheit unter dem Schreibtisch und genügend Bewegungsraum am Arbeitsplatz selbst zu achten.
Die optimale Raumtemperatur liegt bei 22°, die Luftfeuchtigkeit bei 40-50 %. Um den CO_2-Gehalt in der Luft möglichst gering zu halten, sollte mehrmals täglich gelüftet werden. Die Beschallung durch Arbeitslärm sollte gering bleiben, 30 dB sind optimal. Absolute Stille ist ebenso wenig empfehlenswert wie ein permanenter Lärmpegel.

Menschen haben das Bedürfnis zu kommunizieren. Die Möglichkeit zu informellen Kontakten in speziellen Pausenzonen muss von der Betriebsleitung geschaffen, von den Mitarbeitern aber auch genutzt werden.

Die Farbgestaltung in den Räumlichkeiten ist eine weithin unterschätzte Komponente für das Wohlbefinden. Jedem Farbton lässt sich eine assoziative Bindung zu bestimmten Eigenschaften zuordnen. Gelbe bis orange Farbtöne unterstützen Kreativität und Spontaneität, blaue Farben werden mit Analyse und Ruhe in Zusammenhang gebracht. Idealerweise werden schon bei der Farbgebung die Vorlieben und Wünsche der Mitarbeiter berücksichtigt.

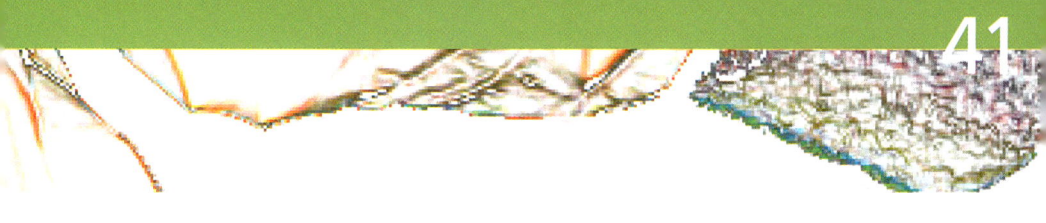

Lichtquellen

Im Allgemeinen sind Büro-Arbeitsplätze eher zu dunkel. Tageslicht bzw. Sichtverbindung nach außen (Fenster) sollte vorhanden sein. Tages- und künstliches Licht müssen aufeinander abgestimmt werden. Ideal ist ein Mix aus direkter und indirekter Beleuchtung. Bei künstlicher Beleuchtung sollte die Helligkeit individuell einstellbar sein, mindestens aber 500 Lux betragen.
Schreibtische sollten immer im rechten Winkel zur Hauptlichtquelle positioniert werden, die Tischseitenkante vom Fenster 1,5 m entfernt.

Mobiliar:

Die ergonomische Arbeitsplatzgestaltung wird in ihrer Wirkung noch immer unterschätzt. Dies ist deshalb bemerkenswert, weil am Arbeitsplatz in der Regel mehr Zeit zugebracht wird als zuhause. Während nahezu jede Küche ergonomischen Ansprüchen genügt, ist das beim Büro-Arbeitsmobiliar häufig noch nicht der Fall. Zum Teil sind dafür auch überkommene Normen verantwortlich. Die Tischplattenhöhe wird in Österreich noch mit 72 cm normiert, dies ist für Männer zu niedrig. Eine 1,90 m große Person braucht eine Arbeitshöhe von 84 cm.
Um allen Mitarbeitern eine optimale Sitz- und Armhaltung zu ermöglichen, sollte auch der normale Arbeitstisch höhenverstellbar sein. Nur dann lassen sich ergonomisch einwandfreie Arbeitsmöglichkeiten auch bei stark divergierender Körpergröße schaffen.

Ergonomie und Bewegung

Ergonomische Arbeitsplatzgestaltung ist eine Maßnahme zur Prävention von Muskel- und Skeletterkrankungen. Damit lassen sich Defizite des muskulären Schutzkorsetts bis zu einem gewissen Maß kaschieren, Probleme mit dem Bewegungssystem letztendlich aber nicht vermeiden. Das Präventionspotenzial ergonomischen Mobiliars ist limitiert. Deshalb gehört zu einer ergonomischen Arbeitsplatzgestaltung immer auch, monotone Belastungen zu vermeiden und Bewegung zu fördern.

Stuhl und Tisch sind eine Einheit und müssen deshalb aufeinander abgestimmt sein. Ein guter Stuhl ist kein Luxus sondern eine Notwendigkeit. Der Drehstuhl sollte mit Synchronmechanik ausgestattet sein (Neigung von Sitz und Lehne sind voneinander abhängig) und natürlich verstellbar sein. Die Höhenverstellbarkeit sollte im Bereich zwischen 42 und 50 cm liegen.

Praxis

In der Praxis gibt es hier noch erhebliche Defizite. Oft beträgt die Tischhöhe 74 cm, das ist für Frauen zu hoch, 72 cm sind besser. Die Höhenverstellbarkeit des normalen Tisches sollte, um allen Körpergrößen gerecht zu werden, zwischen 650 und 850 mm liegen. Die Arbeitsfläche muss mindestens 160 x 80 cm betragen.

Winkelkombinationen sind empfehlenswert, der Computertisch sollte in einer Kombination eine nutzbare Breite von mindestens 60 cm aufweisen.

Spezielle Büromöbel für dynamisches Arbeiten:

Die Industrie hat die wachsende Bedeutung bewegten Arbeitens längst erkannt und bietet neben ergonomischem Mobiliar inzwischen auch eine Vielzahl unterschiedlicher Konzepte für „dynamisches" Arbeiten an.
Dazu ist anzumerken, dass zu langes Stehen wegen der damit verbundenen schnelleren Ermüdung für konzentriertes, kreatives Arbeiten nicht sinnvoll ist. Auch feinmotorische Tätigkeiten (wie z.B. beim Arbeiten am Computer) sind im Stehen nicht ideal.
Ein Forschungsprojekt des Fraunhofer Instituts für Arbeitswissenschaft und Organisation untersuchte 2002 die Akzeptanz alternativer Steh-Sitz-Konzepte. Das größte Potenzial zur Unterstützung dynamischen Arbeitens im Büro haben demnach Tische mit extremer Höhenverstellbarkeit. Abgesehen vom Einsatz alternativer, nicht verstellbarer Stehtische, blieben alle anderen Pult- und Sitzvarianten in der Akzeptanz deutlich dahinter zurück. (www.fitimjob-magazin.ch)

Verschiedene Studien in den letzten Jahren verweisen darauf, dass diese extrem höhenverstellbaren Tische günstige Auswirkungen auf die Prävention von Erkrankungen des Bewegungssystems haben.
Kommt aus Kostengründen eine solche Variante nicht in Frage, kann auch eine Stehbar, neben wichtigen Servicestationen (Drucker, Fax) postiert, für zusätzliche Mobilität sorgen.

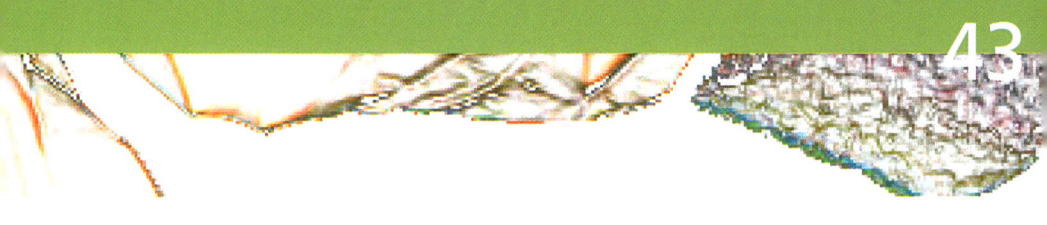

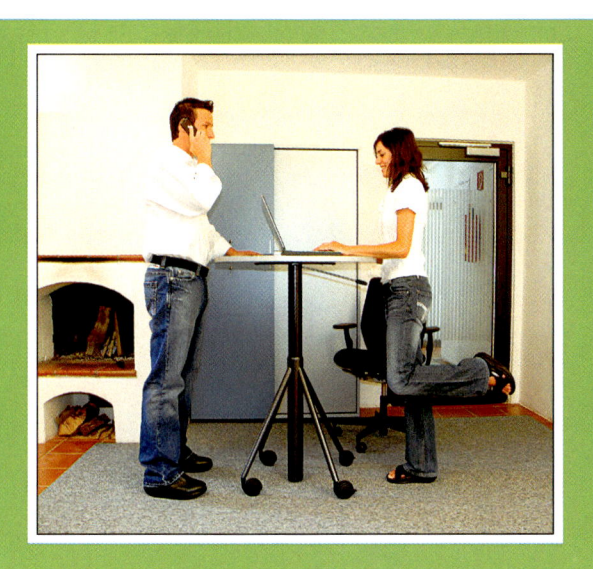

Abb. 16: Der extrem höhenverstellbare Tisch ist ein gutes Hilfsmittel für bewegte Büroarbeit.

Alternative Sitzmöbel

Sitzbälle, Sitzkissen oder Bewegungsstühle sollten nicht ständig eingesetzt werden, sie sind Ergänzung, nicht aber Ersatz für den Bürodrehstuhl. Außerdem müssen sie den Anforderungen an Stand- und Kippsicherheit gerecht werden. Beim Sitzball ist auf ausreichend Schutz vor dem Wegrollen zu achten.

Praxis

DEN ARBEITSPLATZ INDIVIDUELL ANPASSEN (SOFTWARE)

Überprüfen Sie Ihre Sitzposition

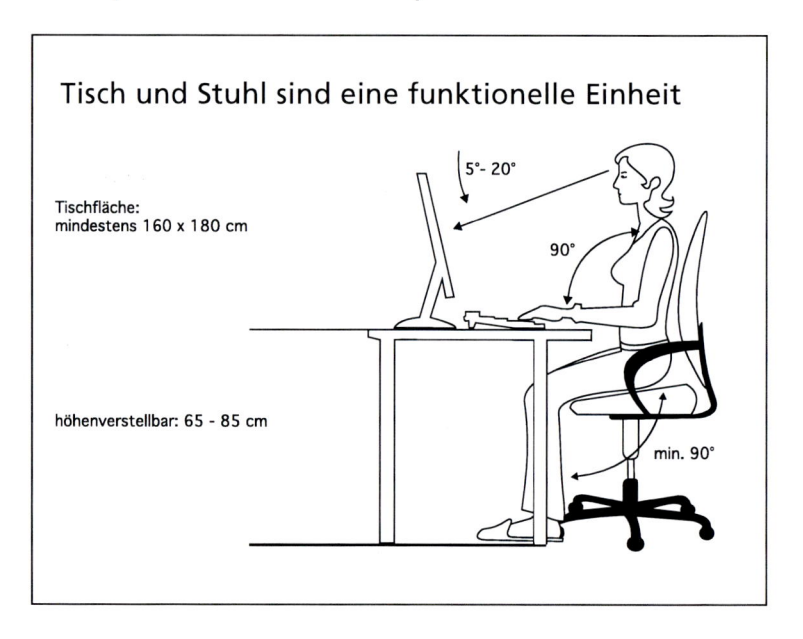

Tisch und Stuhl sind eine funktionelle Einheit

Tischfläche: mindestens 160 x 180 cm

5°- 20°

90°

höhenverstellbar: 65 - 85 cm

min. 90°

Sie haben die ideale Sitzposition, wenn...

die Oberarme locker herab hängen, die Unterarme waagrecht zur Tastatur aufliegen, die Tastatur so weit entfernt ist, dass Sie ein Drittel bis die Hälfte der Unterarme ablegen können. Der Winkel zwischen Unter- und Oberarme sollte 90° oder mehr betragen. Die Beine haben genügend Platz; es muss möglich sein, die Fußsohle ganzflächig aufzusetzen. Der Winkel zwischen Unter- und Oberschenkel sollte mindestens 90° betragen.

Der Oberschenkel darf nicht an die Unterseite des Arbeitstisches stoßen. Eine leichte Absenkung der Sitzfläche nach vorn ist empfehlenswert, weil dadurch der Druck auf die Oberschenkel verringert wird.

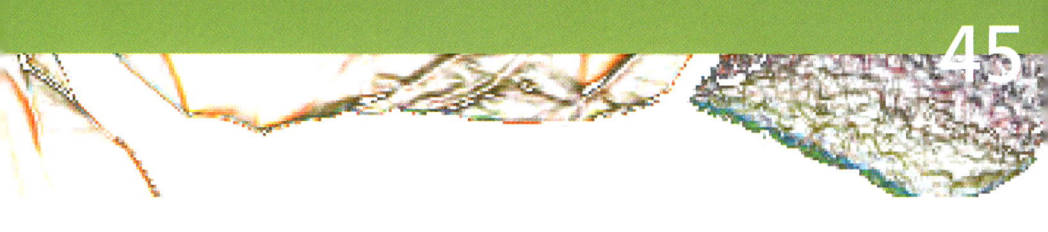

Den Bildschirm richtig verwenden

Wenn Sie noch mit einem Röhren-Monitor arbeiten, sollte die Tischtiefe mindestens einen Meter betragen, mit einem Flachbildschirm kann diese auch geringer sein, mindestens aber 80 cm. Der Abstand zwischen Schirm und Augen liegt ab dem 17-Zoll-Bildschirm zwischen 60 und 90 cm, die Fingerspitzen der ausgestreckten Arme sollten den Schirm knapp nicht berühren.

Der Bildschirm ist leicht nach hinten gekippt, die oberste Bildschirmzeile sollte leicht unterhalb der Augenhöhe sein und die Blickrichtung geht somit leicht nach unten (15–20°). Vor der Tastatur sollte genügend Platz zur Auflage der Hände sein – mindestens 5 bis 10 cm.

Der Schirm muss flimmerfrei sein, 17 Zoll Monitore sollten eine Bildfrequenz von mindestens 84 Hertz haben. Kunstlicht darf am Monitor keine Blendungen, Spiegelungen oder Reflexionen verursachen. Es ist empfehlenswert, mindestens einmal pro Stunde den Blick vom Schirm zu lösen. Ein Distanzwechsel entlastet die Augen.

Zur positiven Arbeitsatmosphäre beitragen

Der wichtigste Beitrag zu einem optimalen Arbeitsumfeld ist das Schaffen einer positiven Arbeitsatmosphäre. Sie wird durch viele Faktoren beinflusst, vor allem durch die Art und Weise, wie man im Berufsalltag miteinander umgeht. Das Betriebsklima kann von der Geschäftsleitung und durch die Mitarbeiter selbst beeinflusst werden. Wichtig ist es, jedem Mitarbeiter einen individuellen Bewegungsspielraum zuzugestehen. Und dies im wörtlichen und übertragenen Sinne. Letztlich bedeutet ein ausreichend großer physischer Bewegungsraum auch immer ein Stück Eigenständigkeit.

Alles was wir tun, was uns passiert, erleben wir nicht nur rational sondern auch emotional. Das Registrieren eigener und fremder Emotionen und der richtige Umgang damit sind Grundlage für den sozialen Austausch.

Praxis

Wer gelernt hat, das Ausleben von Emotionen durch Kollegen nicht als störend, sondern als Bestandteil von Teamwork zu akzeptieren, kann damit problemlos umgehen. Emotionale bzw. soziale Intelligenz sind wichtige Fähigkeiten, um im Berufsleben Erfolg und Anerkennung zu erlangen.

Die positive Ausstrahlung, die der Einzelne in die Kommunikation einbringt, ist ein wesentlicher Faktor für eine angenehme Arbeitsatmosphäre. Sie hilft auch, mit Konflikten besser umzugehen und daraus sogar eine motivierende Wirkung auf die betriebsinterne Kommunikation erzielen zu können. Voraussetzung dafür ist jedoch, das alles, was emotionalisiert, auch transparent gemacht wird.

Wenn es Aufgabenstellungen und Arbeitsumfeld zulassen, kann der Einsatz von Musik positive Wirkungen auf Emotionen und Stimmungslagen haben. Dies muss, wenn man nicht allein einen Raum zur Verfügung hat, mit den Kollegen abgesprochen werden.
Für Musik am Arbeitsplatz gibt es keine allgemeingültigen Regeln aber einen Grundsatz: Anspruchlose, monotone Tätigkeiten können mit Musik, anspruchsvolle und kreative Tätigkeiten sollten ohne Musik durchgeführt werden.
Selbst wenn man allein einen Raum zur Verfügung hat, sollte die Lautstärke nie über 85 dB (A) ansteigen, sonst kann es zu Hörschäden kommen.

6.2. DAS BEWEGUNGSKONTO ERHÖHEN

Sie werden nach den ersten praktischen Erfahrungen mit den folgenden Übungen überrascht feststellen, wie einfach es sein kann, mehr Bewegung in den Alltag zu bringen. Viele kleine Aktivitäten, die allein wenig aber in der Summe sehr wohl wirksam sind, tragen dazu bei.
Einen Großteil dieser Zusatz-Bewegungen können Sie von Ihren Mitmenschen unbemerkt durchführen.

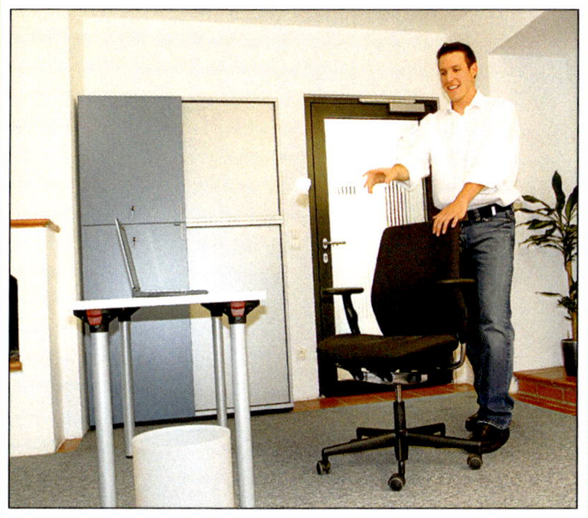

Abb. 18: Weil die meisten dieser Korbwürfe ohnehin daneben gehen, lässt sich auch damit das Bewegungskonto erhöhen.

Die Tages-Schrittzahl erhöhen

Die einfachste Maßnahme für mehr Bewegung ist die Erhöhung der täglich zurückgelegten Schritte. Wenn Sie sich vor Augen halten, dass allein durch eine Verdoppelung der Tagesschrittzahl der Kalorienverbrauch um etwa ein Viertel gesteigert werden kann, werden Sie diese Maßnahme nicht mehr als Tropfen auf den heißen Stein ansehen.

Praxis

Eine realistische Zielsetzung ist das Erreichen einer täglichen Zahl von 10.000 Schritten. Dies mag im ersten Moment etwas hoch erscheinen, bedenken Sie aber, dass allein bei einem Spaziergang von 30 Minuten im Durchschnitt 4.000 Schritte zurückgelegt werden.

Auch im Arbeitsalltag wird die Schrittzahl oft zu gering eingeschätzt. Die täglich im Beruf zurückgelegten Schritte sind sehr unterschiedlich, liegen im Schnitt aber bei etwa 4.000. So legt z.B. ein Grafikdesigner 1.400 Schritte, ein Verkäufer 5.000 Schritte und ein Postbote 18.000 Schritte im Durchschnitt zurück (www.die-praevention.de).

Experten empfehlen mindestens 6.000, besser noch 10.000 Schritte täglich. Die Zielvorgabe ist mit etwas Engagement unter Beachtung der folgenden Anregungen nicht schwer zu erreichen. Wer den MBT-Schuh (siehe Kapitel 5) verwendet, erreicht das Ziel sogar schon deutlich früher, weil beim Gehen selbst erhöhte Muskelaktivitäten generiert werden.

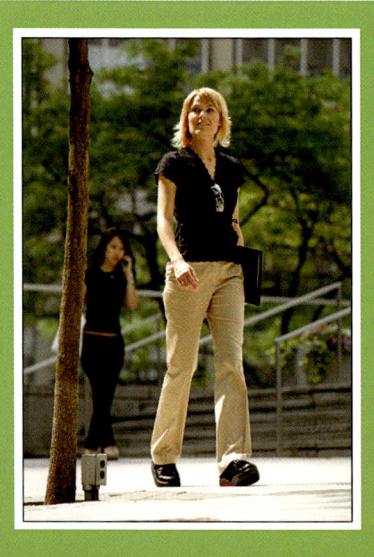

Abb. 19: Wer die MBT-Schuhe verwendet, hat beim Gehen deutlich höhere Muskelaktivitäten.

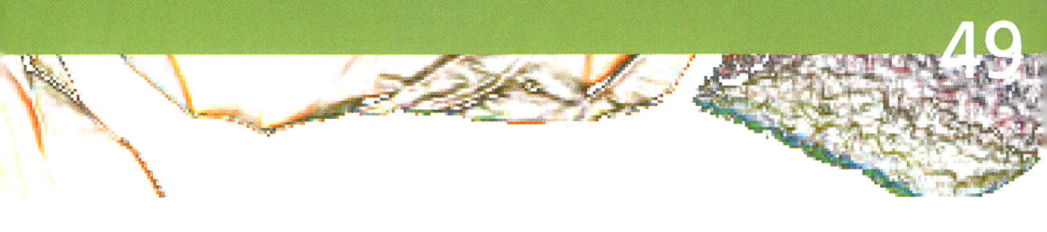

Anregung zur Erreichung des 10.000-Schritte-Ziels

Zur Arbeit, von der Arbeit, beim Einkaufen:
» Zu Fuß gehen bzw. den weit entfernten Parkplatz nicht als Unglück, sondern als Chance für Zusatzbewegung sehen.
» Für besonders Tapfere: Das Auto bewusst weiter weg parken.
» Einen wichtigen Gegenstand, den Sie tagsüber noch benötigen, bewusst im Auto lassen.
» Nützen Sie die Wartezeit auf Taxis, Bus, Zug oder Flugzeug für zusätzliches Gehen.

Während der Arbeit:
» Die Treppe statt den Aufzug nehmen. Rolltreppen grundsätzlich meiden, oder (falls möglich) als Stiege benutzen.
» Den Papierkorb weiter weg stellen.
» Die Toilette in einem anderen Stock aufsuchen.
» Nachrichten persönlich überbringen.
» Ein Headset benützen und grundsätzlich beim Telefonieren herumgehen.

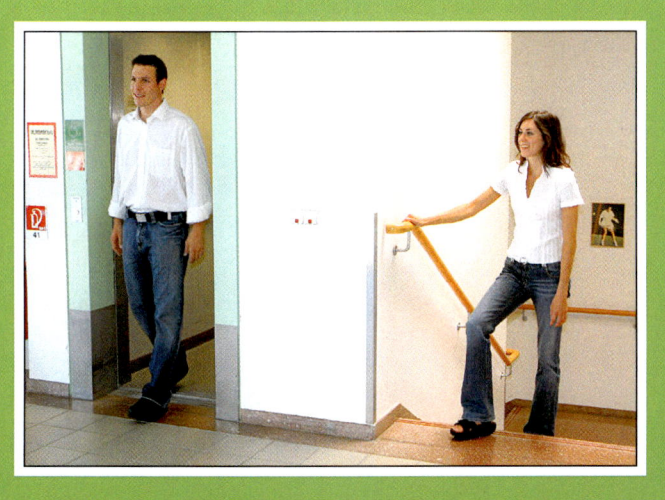

Abb. 20: Der Weg des geringsten Widerstandes ist bequemer als der über die Treppe: Meistens wird der Aufzug deshalb benutzt, weil er ganz einfach da ist.

Praxis

tipps

Die Schrittbewegungen zusätzlich erschweren:

- Schneller gehen (Powerwalking).
- Nur alle zwei Stufen einer Stiege nehmen.
- Zuerst kleine Schritte, dann Größere.

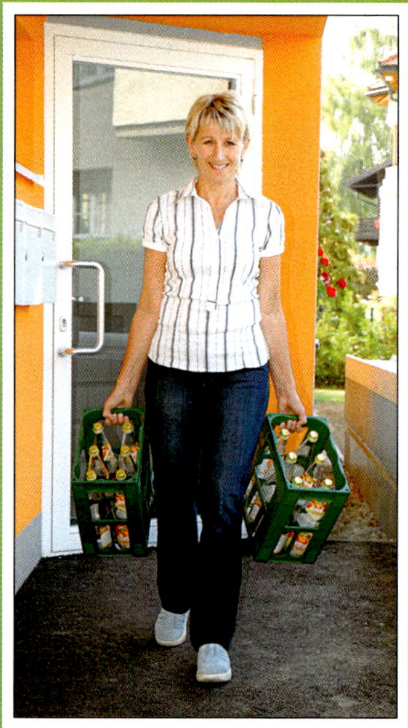

Abb. 21: Beidarmiges Belasten trainiert symmetrisch und schützt deshalb die Wirbelsäule. Dies ist besonders bei höherem Tragegewicht von Bedeutung!

Auch zu Hause dem 10.000-Schritte-Ziel näher kommen:

» Tägliche Besorgungsgänge als sanftes Ausdauertraining gestalten.
» Suchen Sie bewusst manuelle Arbeiten wie Schneeschaufeln oder Gartenarbeit.
» Vermeiden Sie Rollhilfen, wenn die Last nicht zu schwer ist. Suchen Sie bewusst das Tragen von Taschen und Behältern (möglichst beidseitig belasten).

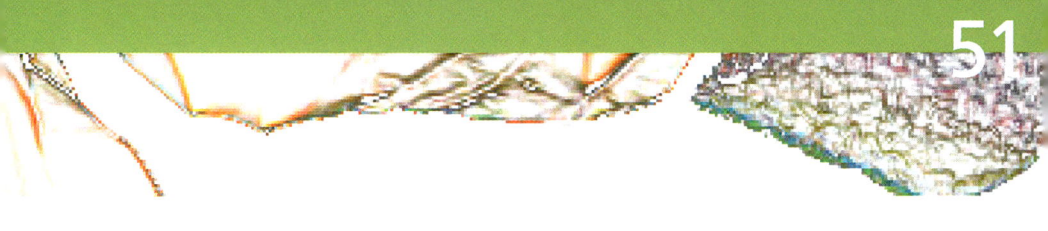

Öfters „dynamisch" Arbeiten

Neben der Erhöhung der Schrittzahl gibt es noch eine Vielzahl an Möglichkeiten, mehr Bewegung in den Büroalltag zu bringen. Einige Beispiele:

- » So oft wie möglich zwischen Sitzen, Stehen und Gehen wechseln.
- » Zusätzlich die Standpositionen öfters variieren. Z.B.: Anlehnen, abstützen, Einbeinstand, Zehenstand, Fersenstand, Abrollen zwischen Zehen- und Fersenstand.
- » Tipp- und Schreibpositionen wechseln (Wechsel zwischen links-rechts, Überkreuzbewegungen).
- » Besprechungen grundsätzlich im Stehen durchführen.

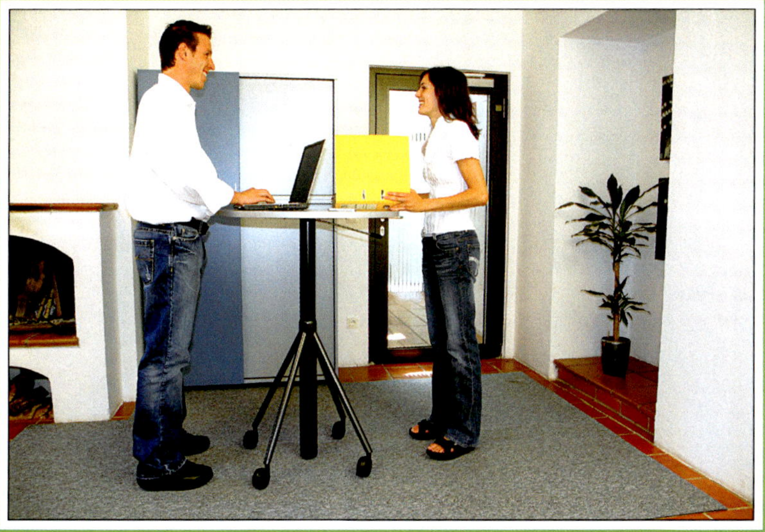

Abb. 22: „Stehungen" statt Sitzungen erhöhen Aufmerksamkeit und Konzentration.

6.3 DIE AKTIVPAUSEN-PROGRAMME

Vorbemerkungen

Auch bei höherer beruflicher Belastung sollten Sie sich die Zeit für Aktivpausen nehmen. Oftmals ist es auch gar nicht notwendig, die Arbeit zu unterbrechen, nicht wenige Übungen können Sie auch während einfacher beruflicher Tätigkeiten durchführen.

Da der Arbeitsplatz kein Fitnessstudio ist, lassen sich in der Aktivpause stets nur Kurzbelastungen einsetzen, die weder mit hoher Anstrengung noch mit Transpiration verbunden sind. Trotzdem ist es möglich, am Arbeitsplatz ein effektives und nachhaltiges Übungsprogramm zu absolvieren.

Die angeführten Übungen sind fortlaufend nummeriert.

Hinweise für die Praxis

Welche Übungen soll ich einsetzen?

Sie können die Übungen nach Lust und Laune auswählen, sollten aber möglichst oft die Übungen variieren. Dazu hilft Ihnen unsere Einteilung in Strukturgruppen, die jeweils am Anfang des Programms vorgestellt werden. Am besten, Sie wählen pro Tag immer eine Übung aus einem der Struktur-Schwerpunkte aus. So werden alle wichtigen Leistungskomponenten verbessert.
Hören Sie in sich hinein, nach einer gewissen Zeit werden Sie merken, welche Übungen Ihnen besonders zusagen und welche nicht.

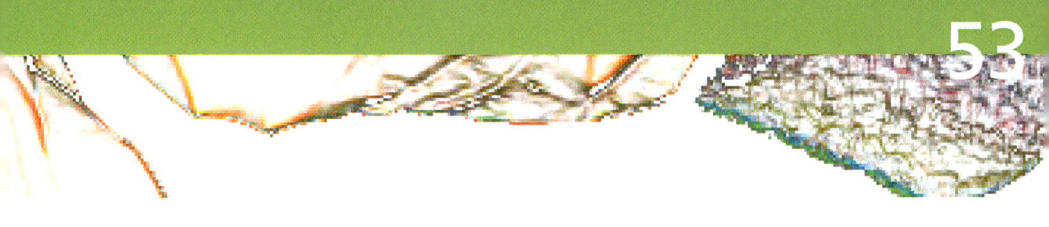

Wie oft und wie lange sollen Aktivpausen täglich durchgeführt werden?

Dauer und Inhalte von Bewegungspausen sind oft nicht im Voraus planbar. Es ist aber sinnvoll, sich für den Tagesgang bestimmte Übungen vorzunehmen. Zur Durchführung gibt es keine einheitlichen Regeln. Sie können 10 mal immer nur eine Übung oder 2 mal täglich 3 - 4 Übungen hintereinander machen. Am besten, Sie entscheiden selbst, welche Übungsform wie oft und wie lange durchgeführt werden soll.

Jede Bewegung ist besser als keine. Deshalb macht es auch Sinn, in einer Ultra-Kurzpause von etwa 30 Sekunden nur eine Übung durchzuführen. Wenn etwas mehr Zeit zur Verfügung steht, sind zwei oder drei Übungen hintereinander ideal.

Um nachhaltige Trainingswirkungen zu erzielen, sollten Sie regelmäßig mindestens über drei Monate die Bewegungspausen absolvieren.
Besser wäre es natürlich noch, Sie würden dies lebenslang beibehalten!

> **Empfehlung**
>
> 5-8 mal täglich Bewegungspausen von 20-60 Sekunden Dauer.
>
> 2 bis 3 Übungsvariationen können in diesem Zeitraum durchgeführt werden!

Muss ich mich an eine bestimmte Übungsreihenfolge halten?

Nein, die Programme haben zwar aufbauenden Charakter, trotzdem haben Sie eine Auswahlmöglichkeit, denn jeweils 3 bis 5 Übungen eines Programms gehören in eine Strukturgruppe. Sie sollten jeweils einmal täglich eine Übung einer Strukturgruppe durchführen.

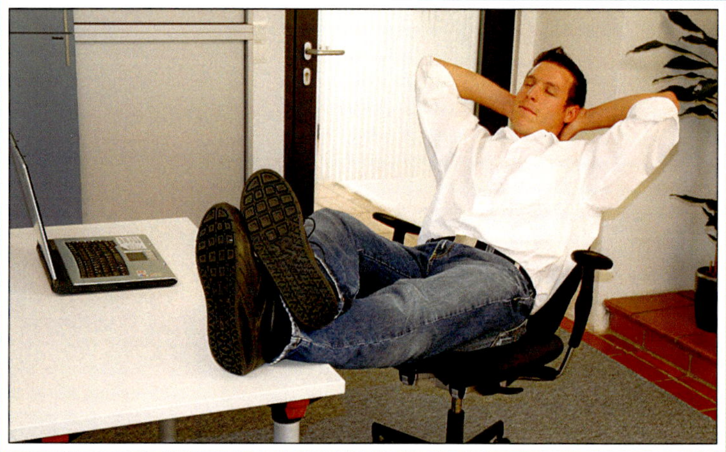

Praxis

Abb. 23: Einfach entspannen.

tipps

Drei empfehlenswerte Übungen zum Relaxen

Vor dem Einstieg in die Aktivpause sollten Sie drei bewährte Übungen zum reinen Relaxen kennen lernen. Testen Sie mal selbst, welche der folgenden Positionen Ihnen am besten zusagt!

1. Die Beine hoch lagern und an etwas Positives denken! (s. Abb. 23)

2. Nehmen Sie eine neutrale Sitzposition ein. Beugen Sie den Oberkörper so weit es geht nach vorn und legen Sie Ihre Oberarme entspannt an die Oberschenkel an. Die Arme hängen locker nach unten, die Fingerspitzen zeigen nach hinten. Den Kopf locker und entspannt hängen lassen.

3. Stützen Sie Ihre Ellbogen am Schreibtisch ab und lassen die Stirn in den Handflächen ruhen. Nun versuchen Sie innerlich zu lachen. Über ein cartoon, eine Anekdote oder einen guten Witz.

PROGRAMM 1: Regeneration

Das Einstiegs- oder Minimalprogramm ist für jeden problemlos und einfach durchzuführen. Es ist in erster Linie zum kurzfristigen Ausgleich von bestehenden Muskel- und Skelettproblemen und zur psycho-physischen Regeneration geeignet. Nachhaltige Wirkungen werden vorwiegend im koordinativen Bereich erzielt.

Ziele

Kurzfristig: Regeneration, Revitalisierung, Lösen von Verspannungen, Symptombehandlung von Muskel- und Gelenksproblemen
Lang- und Mittelfristig: erhöhte Stresstoleranz

Wählen Sie täglich 3 bis 5 Übungen aus diesem Programm entsprechend Ihren Bedürfnissen aus. Die Mikropausen sollten je nach gewählter Übung 20 Sekunden bis 2 Minuten betragen.

Struktur

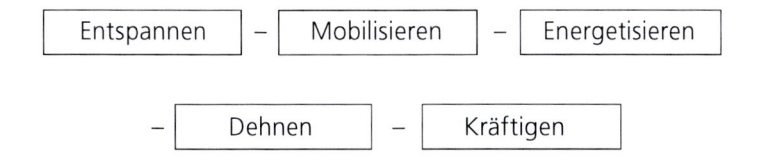

Entspannen – Mobilisieren – Energetisieren – Dehnen – Kräftigen

Praxis

A: ENTSPANNEN

Sie können die Übungen isoliert als reine Entspannungsübungen durchführen oder – wenn Sie etwas mehr Zeit in die Aktivpause investieren wollen – als Vorbereitung für weitere Übungen aus den nachfolgenden Gruppen.

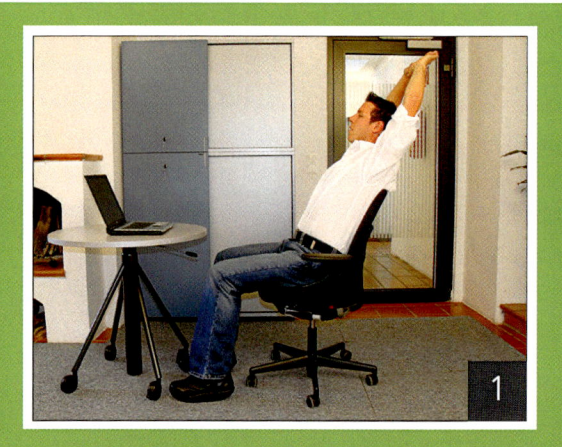

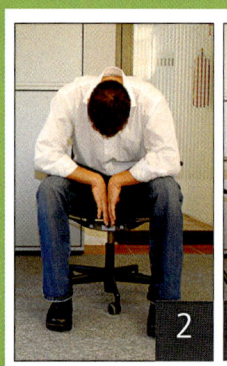

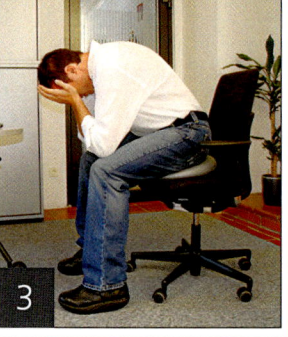

1. Nach hinten strecken

Im Sitzen das Gesäß ganz nach hinten an die Lehne schieben. Die Füße schulterbreit aufsetzen und fest auf den Boden drücken. Die Arme über den Kopf strecken und so weit es geht nach hinten drücken. Sie machen die Übung korrekt, wenn Sie ein leichtes Dehngefühl in Schulter und Hals verspüren. Atmen Sie ganz normal weiter.

10 - 20 Sekunden

2. Sich hängen lassen (Kutscherhaltung)

Setzen Sie sich ganz nach hinten, beugen Sie den Oberkörper vor und stützen Sie Ihre Unterarme auf den Oberschenkeln ab. Die Handrücken berühren sich dabei leicht, den Kopf lassen Sie ganz entspannt hängen.

2 mal 10 - 20 Sekunden

3. Den Kopf abstützen

Sie sitzen in der Sesselmitte und stützen die Ellbogen am Oberschenkel ab. Der Kopf ruht in den Handflächen. Schließen Sie die Augen, atmen Sie ganz normal weiter und versuchen Sie, an etwas Positives zu denken!

10 - 20 Sekunden

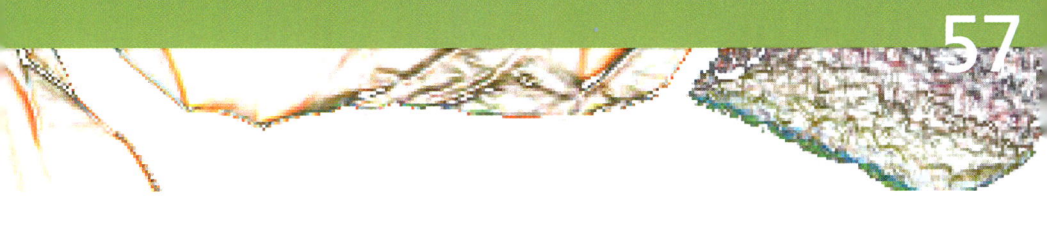

B: MOBILISIERUNG DER WIRBELSÄULE

Diese Übungsfolge ist besonders geeignet, Rückenprobleme kurzfristig zu beheben. Die Übungen sollten aber auch prophylaktisch eingesetzt werden.

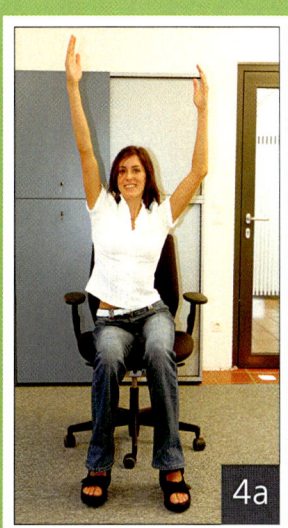

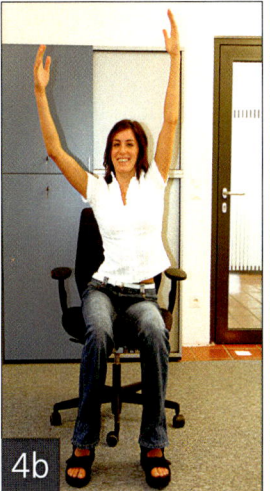

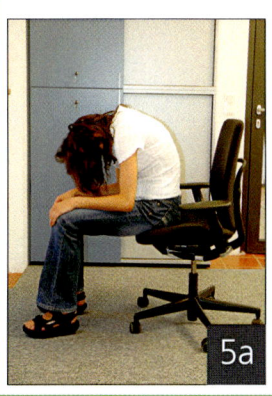

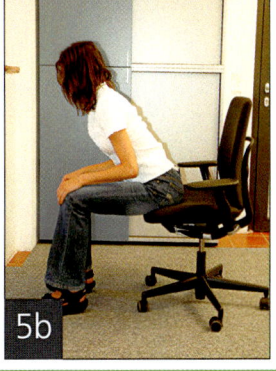

4. Die Wirbelsäule seitlich mobilisieren

Sie sitzen auf der Sesselmitte, Füße hüftbreit aufgesetzt, beide Arme nach oben strecken. Heben Sie nun im Wechsel einmal die rechte Gesäßhälfte und einmal die linke. Der Gegenarm wir dabei automatisch gestreckt und nach oben geführt.

4 - 6 Wiederholungen pro Seite

5. Die Brustwirbelsäule mobilisieren

Sie sitzen am vorderen Teil des Sessels, Füße hüftbreit aufgesetzt. Legen Sie die Unterarme am Oberschenkel ab. Beugen Sie nun Kopf und Oberkörper langsam vor und rollen Sie die Wirbelsäule dabei Wirbel für Wirbel ein, bis Sie eine Dehnspannung erreicht haben.
Rollen Sie langsam wieder in die aufrechte Sitzposition zurück, richten den Kopf auf und drücken die Brust bewusst nach vorne. Stellen Sie sich vor, dass an Ihrem Brustbein ein Seil befestigt ist, an dem gezogen wird.

4 - 6 Wiederholungen

Praxis

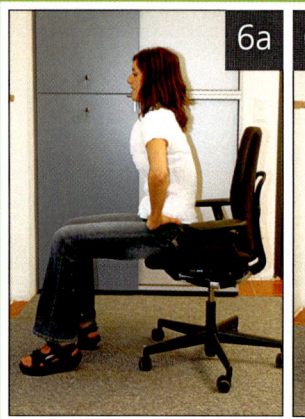

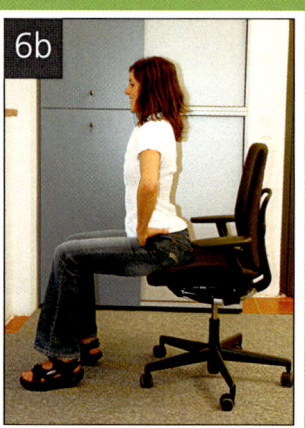

6. Die Lendenwirbelsäule mobilisieren

Sie sitzen am vorderen Teil des Sessels, stützen die Hände seitlich an der Hüfte ab und versuchen, den seitlichen Beckenbereich zu ertasten. Kippen Sie nun das Becken nach vorn und unterstützen Sie die Beckenkippung mit Ihren Händen (Sie sind in einer Hohlkreuzposition).
Nun kippen Sie das Becken so weit wie möglich nach hinten. Kontrollieren Sie die Kippbewegung mit Ihren Händen.

4 - 6 Wiederholungen

C: ENERGETISIEREN

Diese Übungen dienen der Vernetzung von Gehirn und Muskulatur. Dadurch wirken Sie vitalisierend; Konzentration und Motivation kehren zurück. Gleichzeitig entspannen und beruhigen sie.

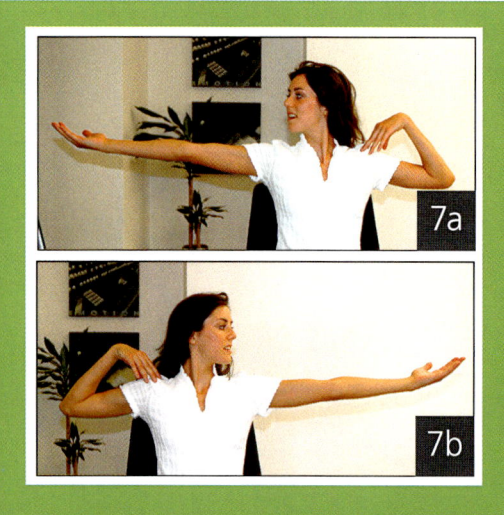

7. Einen Ball über Arme und Schultern rollen lassen

Sie strecken den rechten Arm in Schulterhöhe zur Seite, öffnen die Handfläche (Innenseite nach oben), der linke Arm wird gebeugt, die Fingerspitzen berühren leicht die linke Schulter. Den Kopf nach rechts drehen, in Richtung Handfläche schauen und in dieser Position etwa 8 Sekunden verweilen.
Nun lassen sie einen imaginären Ball von der rechten Hand über den gestreckten rechten Arm zur linken Seite rollen. Sie strecken nun den linken Arm und drehen den Kopf nach links. Hier verweilen Sie ebenfalls 8 Sekunden.

4 - 6 Wiederholungen

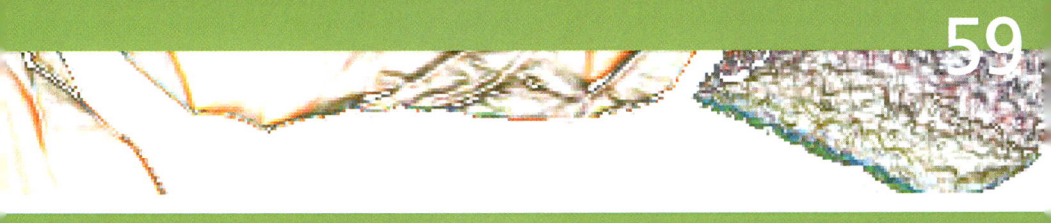

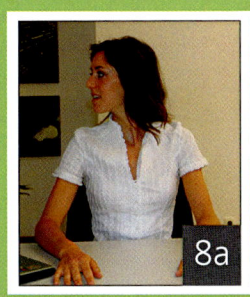

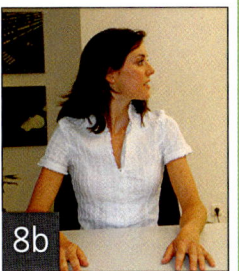

8. Halsmuskulatur entspannen (Die Halswirbelsäule mobilisieren)

Setzen Sie sich aufrecht auf die vordere Sesselhälfte, die Unterarme liegen locker am Pult auf, die Schultern lassen Sie fallen. Bewegt wird nun nur der Kopf, er darf aber keinesfalls kreisen, sondern wird in drei Ebenen bewegt:

- Den Kopf langsam so weit wie möglich nach rechts drehen und dabei über die Schulter blicken, kurz verweilen und nun auf die linke Seite drehen (Abb. oben). 5 Wiederholungen, dann
- den Kopf locker nach vorne fallen lassen, wieder langsam aufrichten und so weit wie möglich zurückführen (Blick zur Decke!), 5 Wiederholungen, dann
- Kopf langsam zur linken Seite neigen (Ohr zur Schulter), dann zur rechten Seite.

4 - 6 Wiederholungen

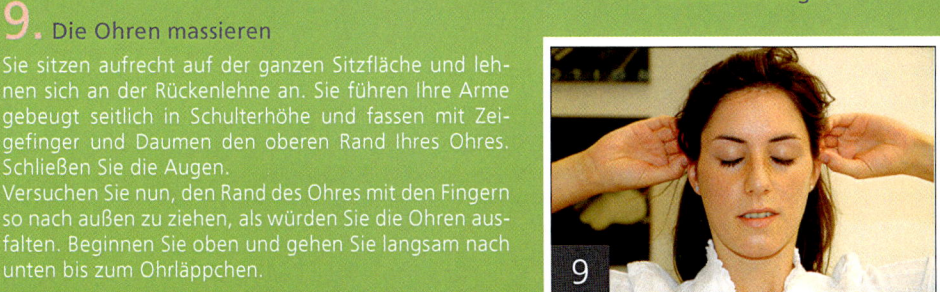

9. Die Ohren massieren

Sie sitzen aufrecht auf der ganzen Sitzfläche und lehnen sich an der Rückenlehne an. Sie führen Ihre Arme gebeugt seitlich in Schulterhöhe und fassen mit Zeigefinger und Daumen den oberen Rand Ihres Ohres. Schließen Sie die Augen.
Versuchen Sie nun, den Rand des Ohres mit den Fingern so nach außen zu ziehen, als würden Sie die Ohren ausfalten. Beginnen Sie oben und gehen Sie langsam nach unten bis zum Ohrläppchen.

20 Sekunden

Weitere geeignete Übungen hierzu finden Sie im Kapitel 6.4.

Praxis

D: DEHNEN

Die folgenden Dehnungsübungen können kurzfristig Verspannungen lösen, machen Sie wieder beweglich und haben auch eine regenerative Wirkung.

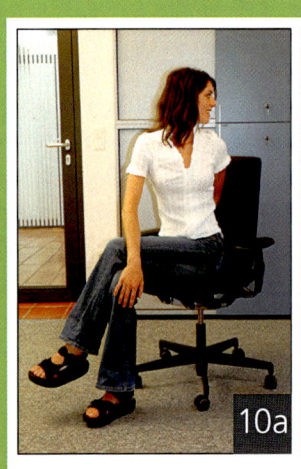

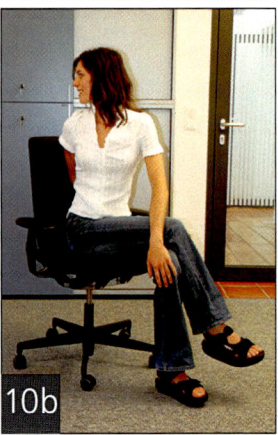

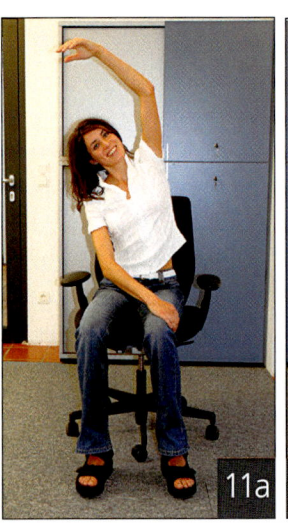

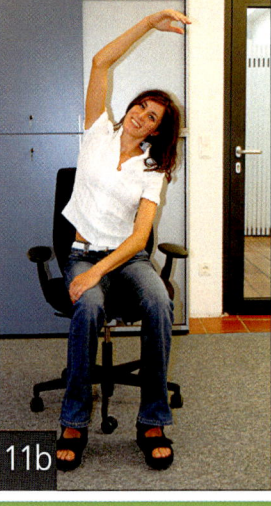

10. Den Oberkörper drehen

Setzen Sie sich aufrecht auf die Sesselmitte. Schlagen Sie Ihr rechtes über das linke Bein. Drehen Sie den Oberkörper nach rechts, drücken Sie mit der linken Handfläche auf die Innenseite des linken Kniegelenks.
Drehen Sie nun den Oberkörper so weit es geht nach links. Der Kopf bleibt aufrecht. Unterstützen Sie die Bewegung, indem Sie mit der rechten Hand die Außenkante der Sitzfläche ergreifen.
Halten Sie diese Endposition für etwa 6 Sekunden und machen Sie dann dieselbe Übung zur anderen Seite.

1 Wiederholung

11. Zur Seite neigen

Sie sitzen aufrecht am vorderen Teil des Sessels, legen die linke Hand auf den rechten Oberschenkel und strecken den rechten Arm seitlich nach oben. Neigen Sie den Rumpf sanft nach links und ziehen Sie den rechten Arm nach links bis Sie ein Dehngefühl verspüren. Der Kopf bleibt dabei in neutraler Position.
Halten Sie die Dehnung etwa 8 Sekunden, atmen Sie dabei ruhig weiter und wechseln dann zur anderen Seite.

1 Wiederholung nach kurzer Pause

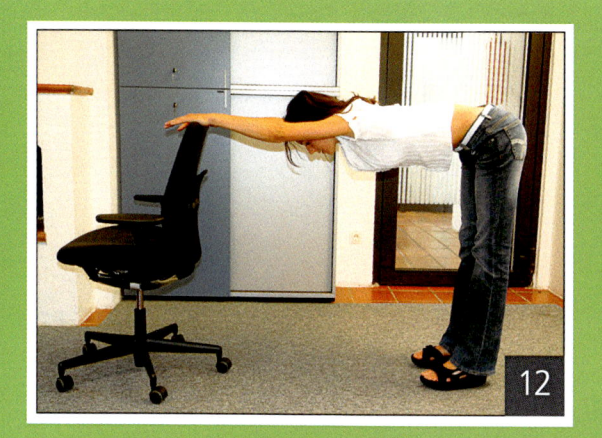

12. Den Rücken dehnen

Stellen Sie sich etwa einen Meter hinter den Stuhl, beugen Sie die Hüfte und legen Sie die Handflächen an der Stuhlkante auf. Versuchen Sie nun, den Schulterbereich nach unten zu drücken, bis Sie einen Dehnungsreiz in der Rückenmuskulatur verspüren.

Halten Sie die Position, wobei Sie ruhig weiteratmen, etwa 8 Sekunden. Entspannen Sie dann und wiederholen Sie die Übung.

E: DEN RÜCKEN STABILISIEREN

Kräftigungsübungen für die Rückenmuskulatur sind wichtig, um Verspannungen nachhaltig vorzubeugen.

13. Den oberen Rücken stark machen

Sie sitzen am vorderen Sesselteil, setzen die Füße hüftbreit auf und beugen sich bei aufrechtem Oberkörper etwas nach vorne.
Nun heben Sie die Arme seitlich bis in Schulterhöhe an und beugen dabei die Ellbogen. Handflächen zeigen nach innen.
Ziehen Sie nun mit dem Ausatmen die Schulterblätter nach innen und lösen Sie die Spannung mit dem Einatmen wieder auf, ohne aber die Position zu verändern.

4 - 6 Wiederholungen

Variation 13a (ohne Abb.):
Aus der Eingangsposition die Arme nach oben strecken.

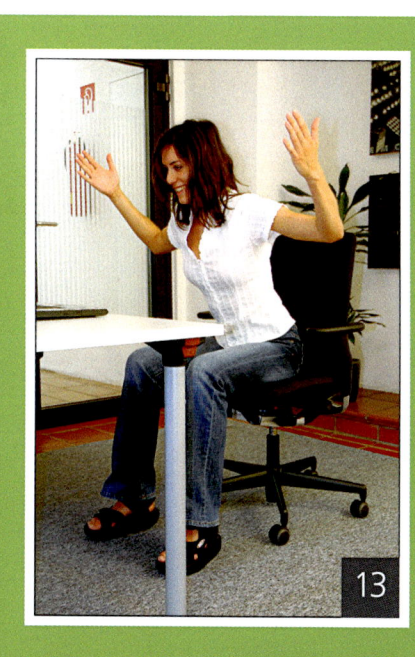

Praxis

14. Die Nackenmuskeln kräftigen

Setzen Sie sich ganz nach hinten, richten Sie den Oberkörper auf und ziehen Sie die Schulterblätter nach unten leicht zusammen. Nun verschränken Sie die Hände hinter dem Kopf (Handflächen nach Innen), ziehen die Ellbogen nach hinten und den Kopf nach oben (langer Hals).
Versuchen Sie nun, mit den Händen den Kopf nach vorne zu drücken, leisten aber gleichzeitig Widerstand mit dem Kopf.

Halten Sie die aufgebaute Spannung 10 - 20 Sekunden und wiederholen Sie die Übung nach kurzer Pause.

15. Den Kopf nach oben ziehen

Setzen Sie sich auf die vordere Sesselhälfte, richten Sie den Oberkörper auf und kippen Sie das Becken leicht nach vorne. Die Schultern leicht nach hinten ziehen, den Kopf in der Verlängerung der Wirbelsäule halten. Der rechte Arm wird gebeugt über den Kopf geführt, die Hand hält einen imaginären Faden, der an Ihrem Kopf befestigt ist.
Nun stellen Sie sich vor, ihr Kopf würde an einem Faden hängend nach oben gezogen.

Halten Sie diese Position 10 - 20 Sekunden und wiederholen Sie die Übung mit dem anderen Arm.

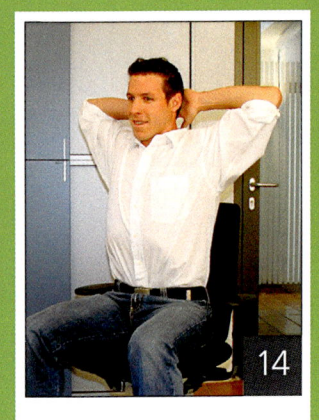

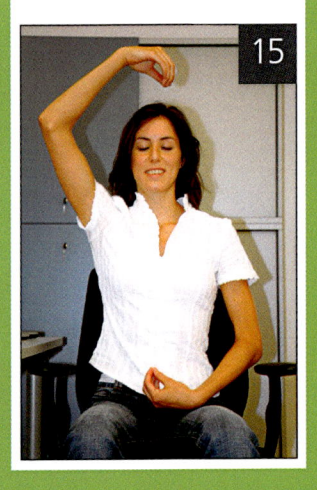

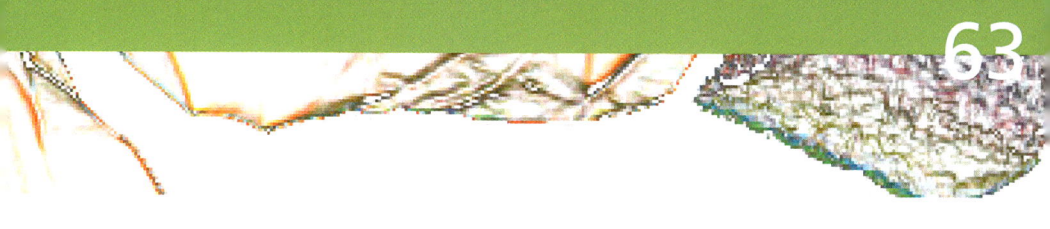

PROGRAMM 2: Revitalisierung durch Bewegung

In diesem Programm stehen leicht durchführbare Muskeltrainingsübungen im Vordergrund. Damit können Sie nicht nur vitalisierende und entspannende Wirkungen erzielen, die Übungen haben auch nachhaltig präventive Effekte auf Ihr muskuläres Schutzkorsett – vorausgesetzt Sie wenden diese auch kontinuierlich über einen Zeitraum von mindestens drei Monate hindurch an.

Ziele

Kurzfristig: entspannende und vitalisierende Wirkungn.
verbesserte Konzentration.
Mittelfristig: Erhalt und Verbesserung
(bei leistungsschwachen Personen) des muskulären Schutzkorsetts, insbesondere des Rumpfes

Für dieses Programm sollten Sie täglich 3 bis 5 Mikropausen zu 2 bis 3 Minuten einplanen.

Struktur

| Vorbereiten | dynamisches Muskeltraining im Sitzen | Gleichgewichtsübungen | Muskeltraining für Rumpf und Beine |

A: VORBEREITENDES MOBILISIEREN

Alle Personen mit leichten Rückenproblemen sollten vor den folgenden Übungen ein bis zwei Übungen aus der Übungsgruppe 4 - 6 „Mobilisierung der Wirbelsäule" (Programm 1) vorschalten.

Hinweis:
Auch wenn es nicht so aussieht: Mit den folgenden vier Übung kräftigen Sie besonders Ihre Bauchmuskulatur!

Praxis

B: DYNAMISCHES MUSKELTRAINING IM SITZEN

Der Vorteil der nächsten 3 Übungen: Sie sind möglich, ohne einfache Computerarbeiten zu unterbrechen.

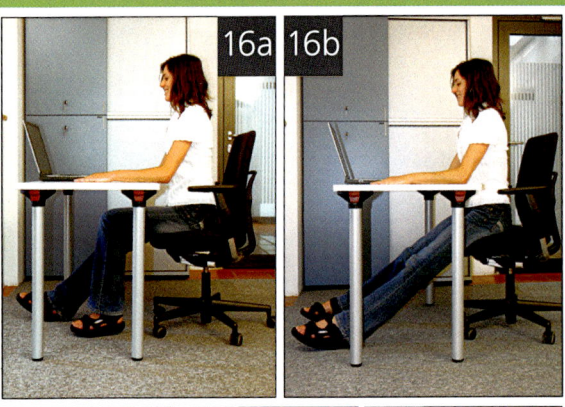

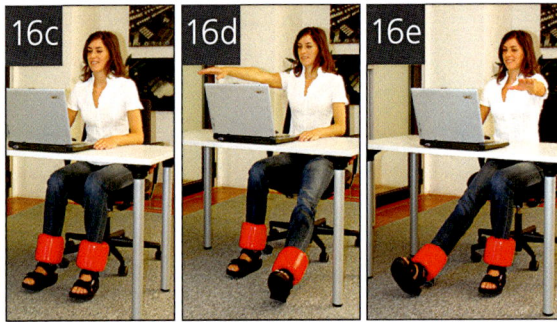

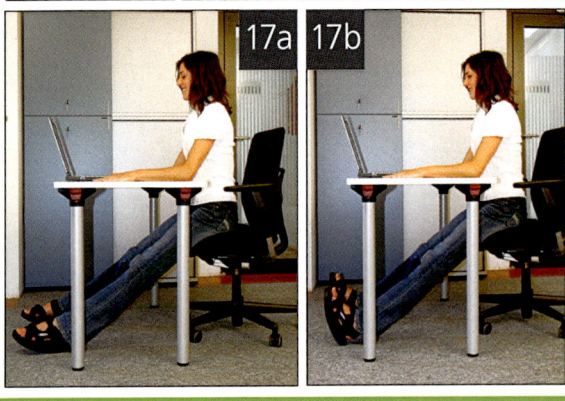

16. Die Beine im Wechsel strecken

Sie sitzen entspannt auf der vorderen Sesselhälfte. Wenn Sie nicht gerade schreiben: Legen Sie die Unterarme auf die Tischfläche, Handflächen nach unten.
Nun zuerst das rechte Bein leicht nach außen versetzt strecken und mit der Ferse aufsetzen und dann das linke. Dann zuerst das rechte in die Ausgangsposition zurückstellen und danach das linke. Versuchen Sie dabei, einen Schrittrhythmus einzuhalten.
Diese Übung können Sie beliebig oft einsetzen. 1 - 2 Minuten als Aktivpause oder auch länger, wenn Sie dabei am Computer arbeiten.

Beachten Sie auch die Variationen 16 c - e!

17. Die Fußgelenke beugen und strecken

Sie sitzen auf der vorderen Sesselhälfte, strecken Ihre Beine leicht geöffnet nach vorne und setzen die Fersen auf. Strecken und beugen Sie nun Ihr Sprunggelenk, ziehen Sie beim Beugen die Fußspitzen aktiv zum Schienbein.

Die Übung etwa 20 bis 30 Sekunden ausführen.

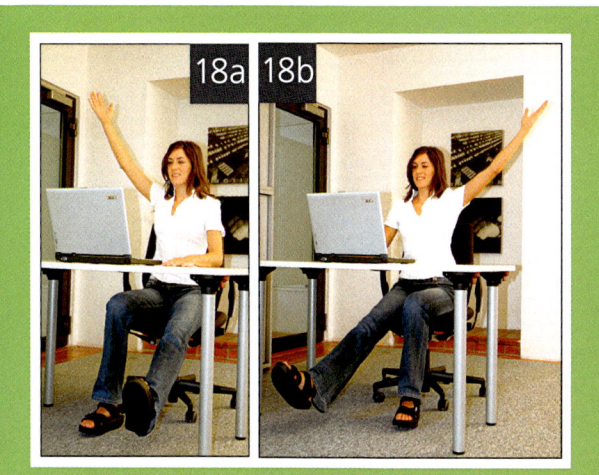

18. Das Bein nach vorne kicken

Diese Übung können Sie mit oder ohne Armbewegungen durchführen. Sie sitzen auf der vorderen Sesselhälfte und halten den Oberkörper gerade. Der Kopf bleibt in neutraler Position. Die Füße sind hüftbreit aufgesetzt, die Unterarme liegen auf der Tischplatte auf (Handflächen nach unten).
Nun heben Sie den linken Fuß und strecken diesen schräg nach vorne. Gleichzeitig strecken Sie den rechten Arm schräg nach oben. Zurück in die Ausgangsposition und nun rechtes Bein und linken Arm strecken.

10 Wiederholungen

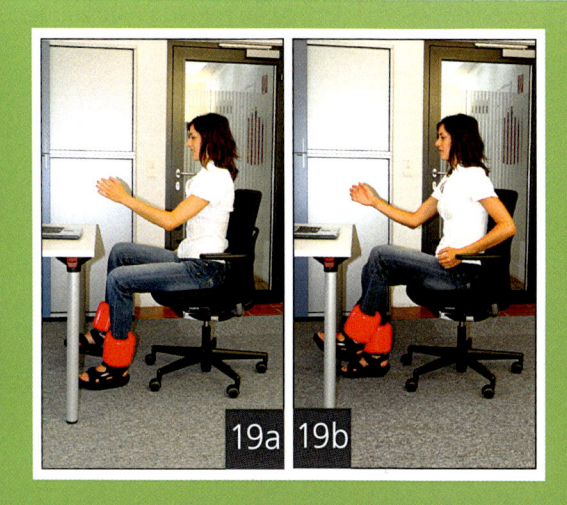

19. Im Sitzen marschieren

Diese Übung können Sie mit oder ohne Zusatzgewichten bzw. Armbewegungen durchführen.
Setzen Sie sich auf die vordere Sesselhälfte und halten Sie den Oberkörper aufrecht. Der Kopf bleibt in neutraler Position. Heben Sie nun rhythmisch und im Wechsel das linke und rechte Knie nach oben, so als würden Sie am Ort gehen. Die Arme unterstützen die Bewegung (Wenn das linke Knie angehoben wird, ist der rechte Arm vorn und umgekehrt!).

Halten Sie diese Übung mindestens 40 Sekunden durch!

Praxis

C: DAS GLEICHGEWICHT WIEDERFINDEN

Mit diesen Übungen schulen Sie die Selbstregulation der nahe der Wirbelsäule liegenden kleinen Haltemuskeln. Allen Personen mit Rückenproblemen sind sie deshalb besonders zu empfehlen. Gleichzeitig haben sie eine entspannende und regenerative Wirkung.

Um die Intensität zu erhöhen, können Sie zusätzlich ein Sitzkissen verwenden.

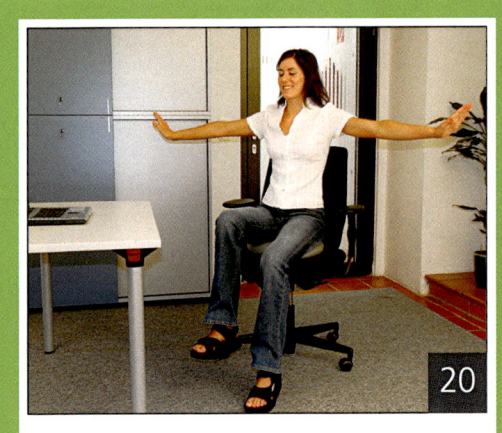

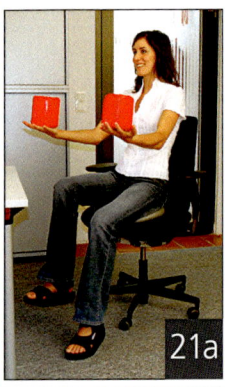

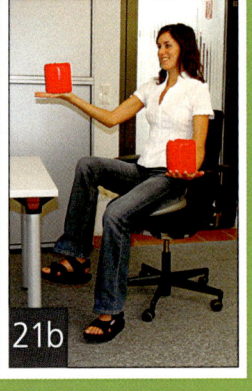

20. Im Sitzen balancieren

Schieben Sie Ihren Stuhl so weit zurück, dass Sie genug Bewegungsfreiheit haben. Setzen Sie sich in die Sesselmitte und halten Sie Kopf und Oberkörper gerade.
Nun heben Sie die Arme seitlich gestreckt in Schulterhöhe und gleichzeitig das rechte Knie etwas an. Schließen Sie nun Ihre Augen und verweilen Sie in dieser Position etwa 10 Sekunden.
Gehen Sie zurück in die Ausgangsposition und machen Sie dieselbe Übung noch einmal, jetzt aber mit Anheben des linken Knies.

21. Im Sitzen mit Zusatzgewicht balancieren

Dieselbe Übung mit Zusatzgewichten. Stellen Sie die Powerclips (alternativ können Sie auch Aktenordner verwenden) aufrecht auf Ihre Handinnenflächen und bewegen Sie Ihre Arme auf und ab.
Auch diese Übung können Sie intensivieren, wenn Sie die Augen schließen!

Halten Sie diese Position für ca. 10 Sekunden

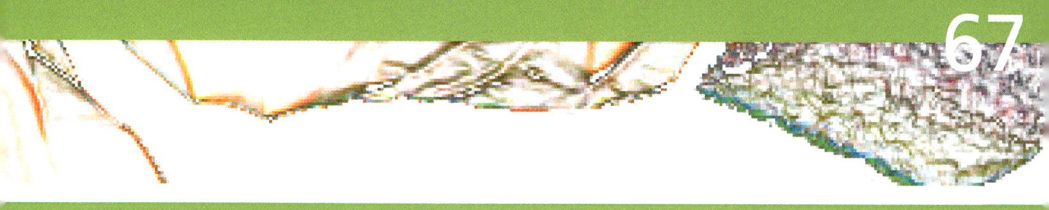

22. Im Einbeinstand mit geschlossenen Augen balancieren

Schieben Sie Ihren Stuhl so weit zurück, dass Sie genug Bewegungsfreiheit haben. Sie stehen auf dem linken Bein und heben Ihr rechtes Bein leicht nach vorne an. Ihre Arme sind seitlich neben dem Körper und helfen, das Gleichgewicht zu halten. Bleiben Sie in dieser Position für etwa 10 Sekunden und wechseln Sie danach das Standbein.

Führen Sie die Übung gleich wie vorher beschrieben durch, nur jetzt mit geschlossenen Augen.

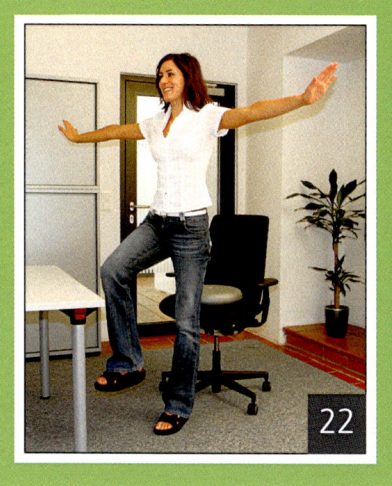

D: MUSKELTRAINING FÜR BAUCH, BEINE UND PO

Mit diesen Übungen verbessern Sie Muskelgruppen, die bei den meisten Menschen bereits abgeschwächt sind.

23. Das Gesäß und die Oberschenkel-Rückseite anspannen

Sie stehen etwa einen Meter vor Ihrem Tisch, beugen den Oberkörper und stützen sich mit den Unterarmen auf der Tischplatte auf (Handinnenflächen zeigen nach unten). Der Kopf bleibt in neutraler Position (nicht in den Nacken ziehen!). Heben Sie nun das rechte Bein gebeugt und in Richtung Oberkörper an.
Schieben Sie nun das rechte Bein nach hinten in eine Streckposition. Ziehen Sie zusätzlich die Fußspitze des angehobenen Fußes in Richtung Unterschenkel.

4 - 6 Wiederholungen, danach Seitenwechsel

Tipp
Während der gesamten Übung den Bauchnabel Richtung Wirbelsäule ziehen und die Spannung im Rücken beibehalten!

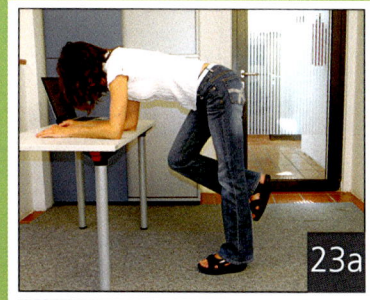

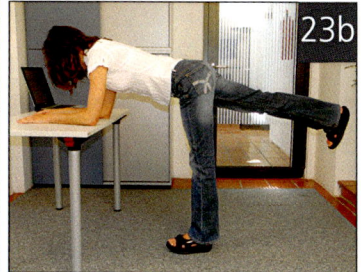

Praxis

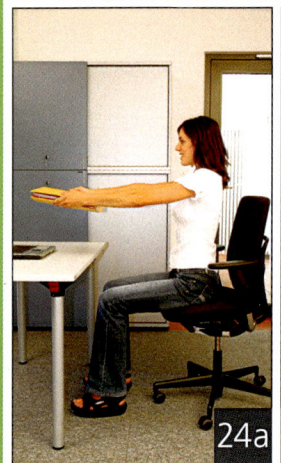

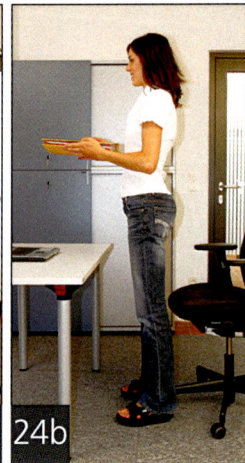

24. Die Oberschenkel-Vorderseite und das Gesäß kräftigen

Schieben Sie Ihren Stuhl etwa einen Meter zurück. Nehmen Sie einen Aktenordner, halten ihn mit beiden Händen und setzen Sie sich auf die vordere Sesselhälfte. Führen Sie beide Arme gestreckt nach vorne in eine waagrechte Position.
Stehen Sie nun auf und unterstützen Sie die Streckbewegung mit einem Zurückziehen der Ellbogen.
Gehen Sie zurück in den Sitz und strecken Sie dabei wieder Ihre Arme.

Die Übung wiederholen Sie 6 - 8 mal. Achten Sie darauf, dass Ihr Stuhl beim Niedersetzen nicht wegrollt!

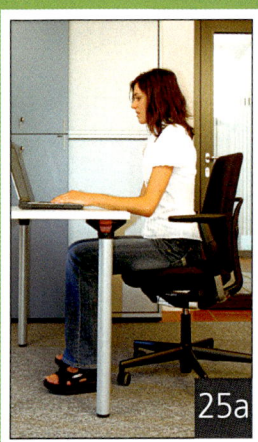

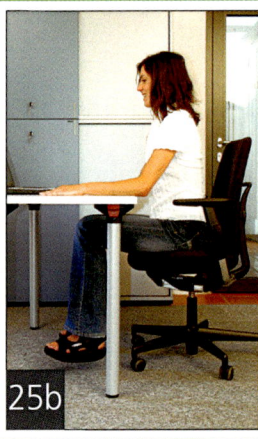

25. Die Bauchmuskeln kräftigen

Sie sitzen in der Sesselmitte und legen die Unterarme auf die Tischplatte. Der Kopf bleibt aufrecht. Ziehen Sie nun bewusst die Bauchdecke nach innen und die Beckenbodenmuskulatur nach oben. Gleichzeitig geben Sie über die Unterarme einen leichten Druck auf die Tischoberfläche.
Nun heben Sie beide Knie leicht an. Halten Sie diese Position einen Atemzug lang und gehen Sie dann wieder zurück in die Ausgangsposition. Wiederholen Sie die Übung mehrmals und koppeln Sie dabei den Atemrhythmus an die Bewegung. Anheben und ausatmen, absenken und einatmen.

Führen Sie die Übung mindestens 30 Sekunden durch.

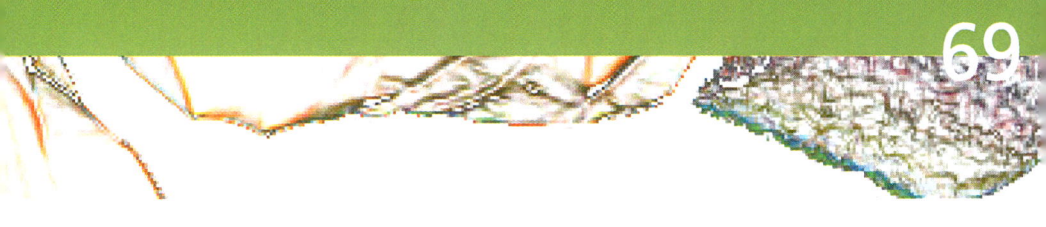

PROGRAMM 3: Aktivierung durch Muskeltraining

Dieses Muskeltrainingsprogramm hat nicht nur vitalisierende Wirkungen sondern wird auch präventiv gegen Rückenprobleme eingesetzt. Es ist für mäßig bis gut trainierte Personen geeignet und verbessert nachhaltig Ihre muskuläre Leistungsfähigkeit.

Wenn mit Zusatzgewichten geübt wird, ist ein vorbereitendes Aufwärmen empfehlenswert (vor allem für die Schultermuskulatur). Natürlich lassen sich alle Übungen auch ohne Zusatzgeräte durchführen.

Für dieses Programm sollten Sie täglich bis zu 5 Mikropausen von zwei bis vier Minuten einplanen.

Ziele

Kurzfristig: Energetisierende und vitalisierende Wirkung
Mittelfristig: Verbesserung der muskulären Leistungsfähigkeit

Struktur

Aufwärmen	dynam. Muskeltraining im Sitzen	dynam. Muskeltraining im Stehen	Kräftigen der Rumpfmuskulatur

A: AUFWÄRMEN

Die nachfolgende Übung zuerst ohne zusätzliche Gewichtsbelastung etwa 20 Sekunden durchführen.

B: DYNAMISCHES MUSKELTRAINING IM SITZEN

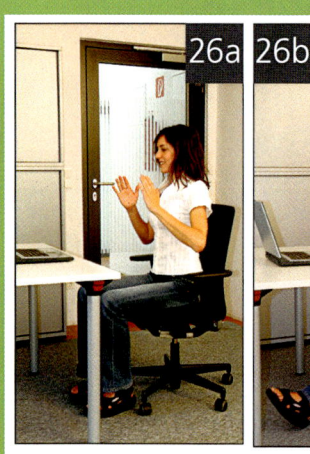

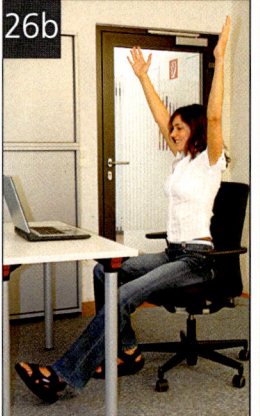

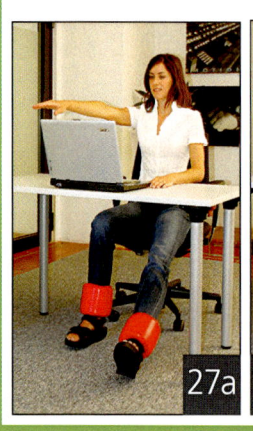

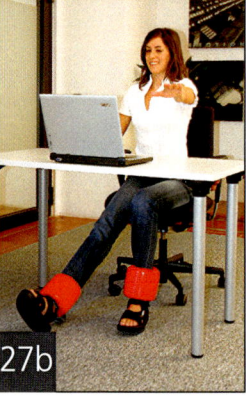

26. Arm- und Beinstrecken

Sie sitzen entspannt auf der vorderen Sesselhälfte und führen die gebeugten Arme in Brusthöhe vor dem Körper. Strecken Sie nun beide Arme nach oben und das rechte Bein (mit der Ferse aufsetzen) seitlich nach vorne. Gehen Sie wieder zurück in die Ausgangsposition. Strecken Sie nun wieder beide Arme und jetzt das linke Bein.

Machen Sie diese Übung etwa 20 Sekunden lang.

27. Das Beinstrecken mit Zusatzgewicht ausführen

Clips an die Fußgelenke. Sie sitzen entspannt auf der vorderen Sesselhälfte und legen die Unterarme auf der Tischplatte auf. Heben Sie nun den rechten Arm nach vorne in die Waagrechte und strecken Sie gleichzeitig das linke Bein (mit der Ferse aufsetzen). Gehen Sie wieder zurück in die Ausgangsposition, heben nun den linken Arm und strecken Sie das rechte Bein.
Versuchen Sie wieder, den Schrittrhythmus an den Atemrhythmus zu koppeln. Strecken – ausatmen, zurückführen – einatmen.

Machen Sie diese Übung etwa 30 Sekunden lang.

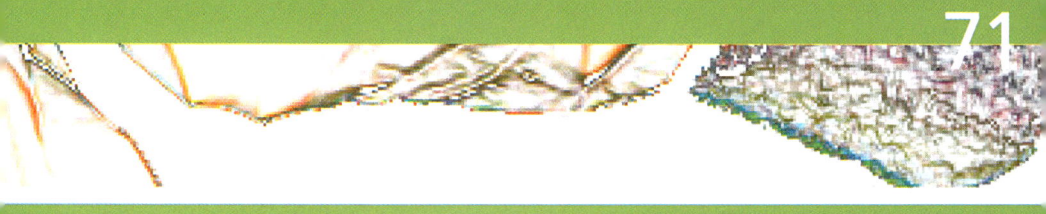

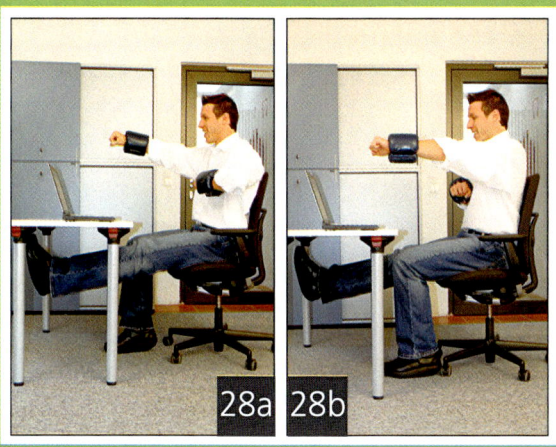

28. Den Beinkick mit Boxbewegungen verbinden

Clips an die Handgelenke. Sie sitzen entspannt auf der vorderen Sesselhälfte und führen die gebeugten Arme in Brusthöhe vor dem Körper. Heben und strecken Sie nun das linke Bein und gleichzeitig den rechten Arm. Gehen Sie wieder zurück in die Ausgangsposition und strecken Sie nun den linken Arm und das rechte Bein. Versuchen Sie dabei, den Streckrhythmus an den Atemrhythmus zu koppeln. Strecken – ausatmen, zurückführen – einatmen.

Machen Sie diese Übung stwa 20 Sekunden lang

29. Den Beinkick mit Armrollen kombinieren

Clips an die Handgelenke. Sie sitzen entspannt auf der vorderen Sesselhälfte und heben die gebeugten Arme in Brusthöhe vor den Körper.
Heben und strecken Sie nun das linke Bein und führen Sie gleichzeitig eine Rotationsbewegung mit den Unterarmen aus (Ellbogen- und Schultergelenk bleiben dabei fixiert). Beugen Sie nun das linke Bein und strecken Sie das rechte Bein ohne die Rotationsbewegung der Unterarme zu unterbrechen.
Versuchen Sie dabei, den Streckrhythmus der Beine an den Atemrhythmus zu koppeln. Strecken – ausatmen, zurückführen – einatmen.

Die Übung mindestens 30 Sekunden durchführen

Variation 29c:
Kombinieren Sie die Armrollbewegung mit dem wechselseitigen Knieheben
(siehe Übung 30).

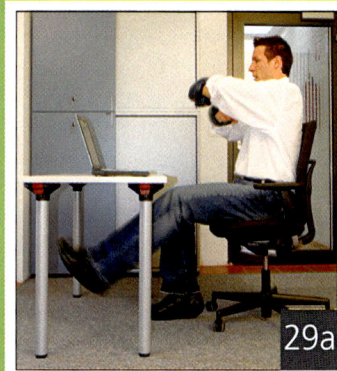

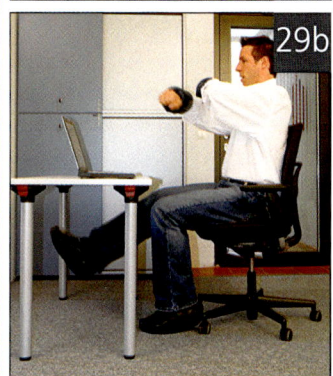

Praxis

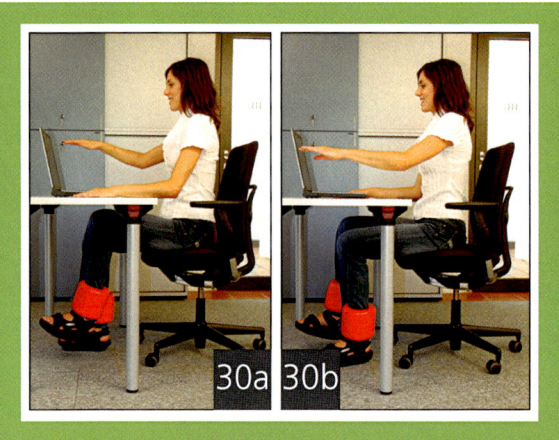

30. Sitzend mit Zusatzgewicht marschieren & Arme heben

Geben Sie die PowerClips an die Fußgelenke und setzen Sie sich auf die vordere Sesselhälfte. Die Unterarme legen Sie auf der Tischplatte ab (Handflächen nach unten!) Heben Sie nun gleichzeitig das rechte Knie und den linken Unterarm leicht an, gehen Sie sofort wieder in die Ausgangsposition und heben nun linkes Knie und rechten Unterarm an.
Versuchen Sie dabei, einen Gehrhythmus einzuhalten.

Mindestens 30 Sekunden

C: DYNAMISCHES MUSKELTRAINING IM STEHEN

31. Auf der Stelle mit Zusatzgewicht marschieren

Sie schieben Ihren Stuhl zur Seite und geben die Power-Clips an die Fußgelenke. Nun gehen Sie auf der Stelle und steigern dabei den Kniehub allmählich.
Die Arme schwingen im Wechsel mit und achten Sie auf ein weiches Abfedern beim Aufsetzen der Füße!

Ergänzen Sie die Gehbewegung:
– Schulter hochziehen und absenken
– Schulterkreisen
– Armstrecken nach vorne
– Seitwärts heben der gebeugten Arme

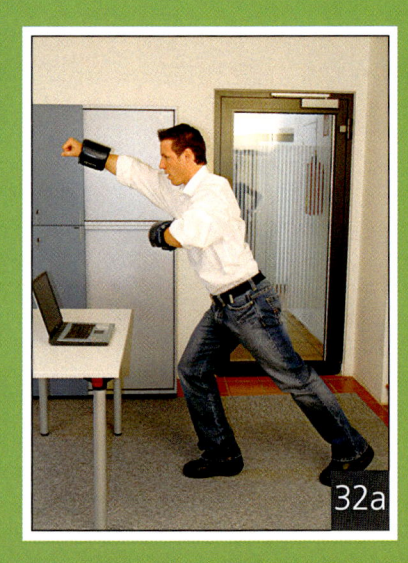

32. Boxbewegungen mit Zusatzgewicht intensivieren

Stellen Sie sich etwa einen Meter vor den Tisch.
Geben Sie die Clips über die Handgelenke und begeben Sie sich mit leicht geöffneten Beinen wie ein Boxer in Abwehrposition (beide Arme gebeugt, Fäuste in Kinnhöhe vor der Brust). Machen Sie abwechselnd mit beiden Armen eine Streckbewegung nach vorne und drehen Sie dabei die Handinnenseiten nach unten. Gleichzeit stellen Sie das Gegenbein zurück und setzen es mit der Fußspitze auf.

Führen Sie die Übung etwa 30 Sekunden durch!

Wichtig!
Machen Sie die Streckbewegung zügig aber nicht schnell.

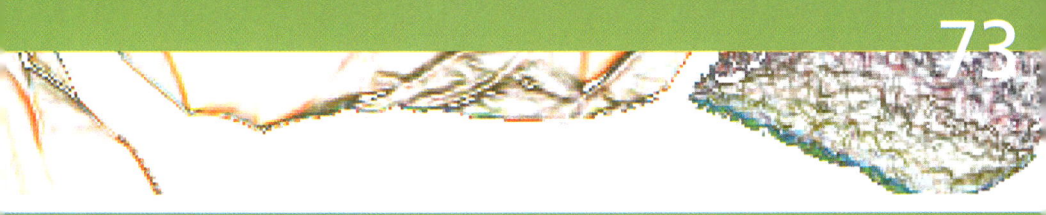

33. Aus dem Hockstand aufrichten und ein Bein seitlich abspreizen

Sie drehen Ihren Sessel zur Seite, stellen sich mit leicht geöffneten Beinen hinter den Sessel und stützen sich mit beiden Händen an der Lehne ab. Gehen Sie nun leicht in die Hocke, ohne den Griff zu lösen. Nun richten Sie sich auf, führen gleichzeitg das rechte Bein und den linken Arm zur Seite. Die rechte Hand stützt und stabilisiert die Bewegung.
Sie stehen nun auf Ihrem linken Fuß, Ihr rechtes Bein ist seitwärts abgespreizt. Ihr rechtes Bein und linker Arm sollen eine Linie bilden. Halten Sie die Endposition etwa 3 Sekunden, spüren Sie dabei die Muskelspannung im Gesäß und Rücken, und Sie gehen dann wieder zurück in die Startposition.

3 Wiederholungen mit abwechselnd linkem und rechtem Bein

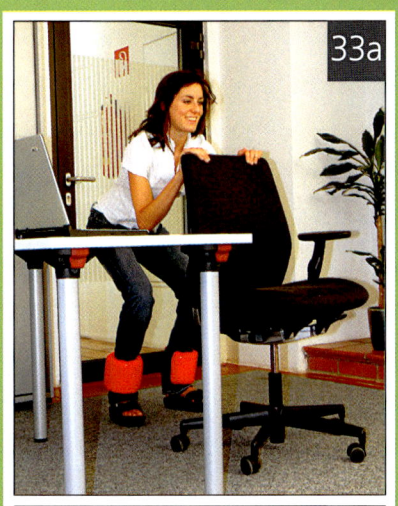

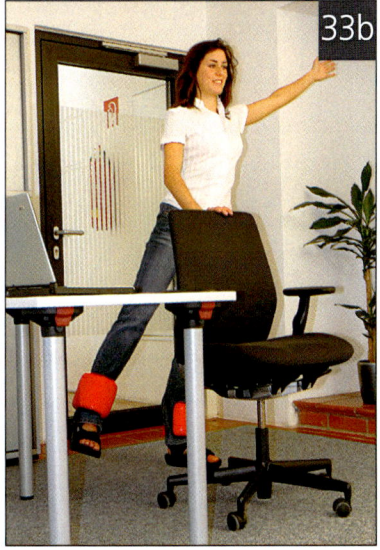

Praxis

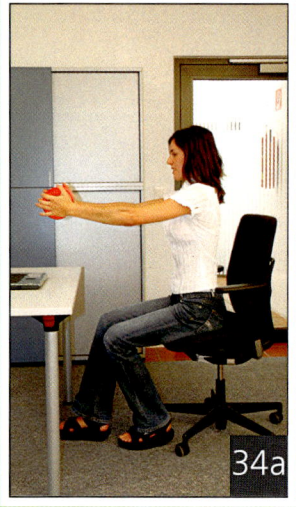

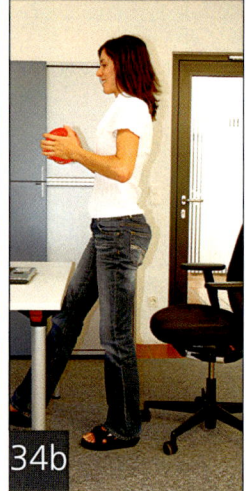

34. Aufstehen aus dem Sitz mit einem Schrittwechsel verbinden

Nehmen Sie einen Powerclip (oder einen Ball) und halten Sie ihn mit den offenen Handflächen. Üben Sie dabei einen leichten Druck auf den Clip (Ball) aus. Setzen Sie sich nun in einer leichten Schrittstellung auf die vordere Sesselhälfte und führen Sie beide Arme gestreckt nach vorne in eine waagrechte Position. Der Oberkörper ist aufrecht.
Aus dieser Sitzposition stehen Sie nun auf und unterstützen die Beinstreckbewegung mit einem Zurückziehen der Ellbogen (im Stand sind die Arme etwa rechtwinkelig gebeugt). Machen Sie am Ende der Bewegung einen Schrittwechsel und setzen Sie sich wieder zurück. Dabei führen Sie die Arme wieder gestreckt nach vorne.

Achten Sie darauf, dass Ihr Stuhl beim Hinsetzen nicht wegrollt!

6 - 8 Wiederholungen

35. Den Hocksitz an der Wand mit Armbewegungen erschweren

Sie halten einen Powerclip (oder einen Ball) zwischen den offenen Handflächen, stellen sich etwa einen halben Meter entfernt mit dem Rücken zu einer Wand (Schrankwand oder Türrahmen), gehen in die Hocke und lehnen sich mit dem Rücken an die Wand. Die Wirbelsäule bleibt dabei in Neutralposition (natürliches Hohlkreuz nicht verändern!), der Kniewinkel ist etwas über 90°. Die Arme sind rechtwinkelig gebeugt.
Strecken Sie nun langsam die Arme, der leichte seitliche Druck durch die Handflächen bleibt dabei erhalten und gehen Sie dann wieder langsam zurück in die Ausgangsstellung. Ruhig weiteratmen!

Mindestens 20 Sekunden halten.

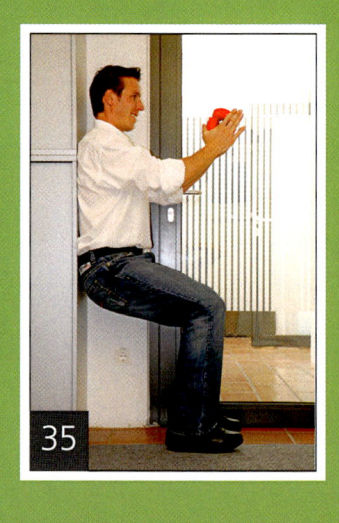

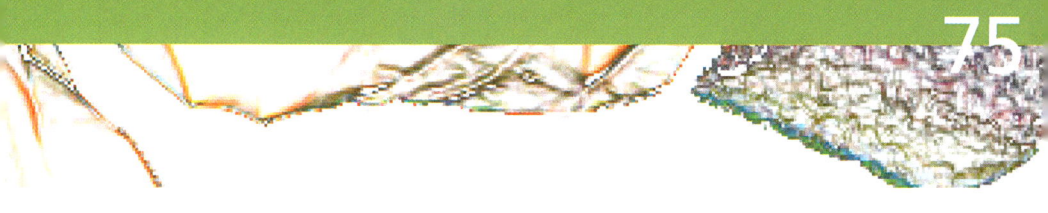

D: DYNAMISCHES TRAINING VON SCHULTER UND RUMPF:

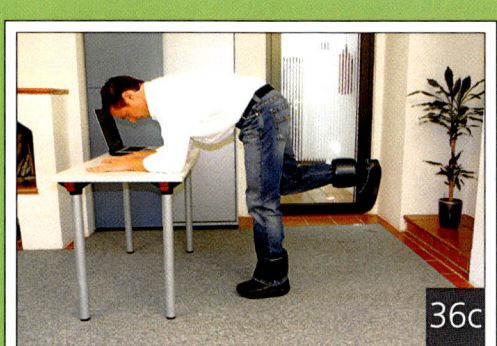

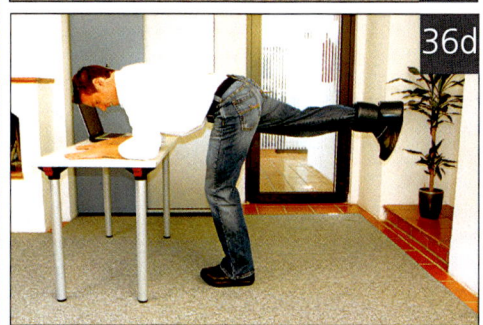

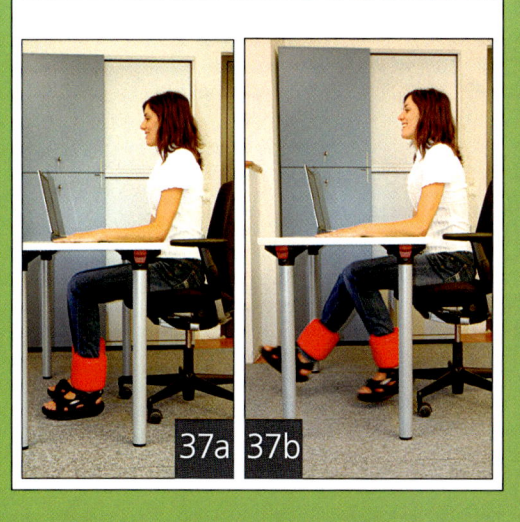

36. Das Gesäß und die Oberschenkelrückseite kräftigen

Sie stehen etwa einen Meter vor Ihrem Tisch, beugen den Oberkörper und stützen sich mit den Unterarmen auf der Tischplatte auf (Handinnenflächen zeigen nach unten). Der Kopf bleibt in neutraler Position (nicht in den Nacken ziehen!).
Heben Sie nun das rechte Bein gestreckt ein wenig an. Ziehen Sie zusätzlich die Fußspitze des angehobenen Fußes in Richtung Unterschenkel.
Bewegen Sie nun das gestreckte Bein langsam auf und ab.

4 - 6 Wiederholungen, danach Seitenwechsel

Variation 36c/d:

Dieselbe Übung mit den Powerclips an den Fußgelenken

37. Die Bauch- und Schultermuskulatur aktivieren

Sie sitzen in der Sesselmitte und legen die Unterarme auf die Tischplatte. Der Kopf bleibt in Neutralposition. Ziehen Sie nun bewusst die Bauchdecke nach innen und die Beckenbodenmuskulatur nach oben. Heben Sie den Brustkorb an und geben Sie über die Unterarme einen leichten Druck auf die Tischoberfläche.
Nun heben Sie beide Knie leicht an (Die Füße sind nun in der Luft). Halten Sie diese Position und bewegen Sie die Unterschenkel vor und zurück. Versuchen Sie, möglichst gleichmäßig weiterzuatmen.

Führen Sie die Übung mindestens 20 Sekunden durch.

1 Wiederholung nach kurzer Pause

Praxis

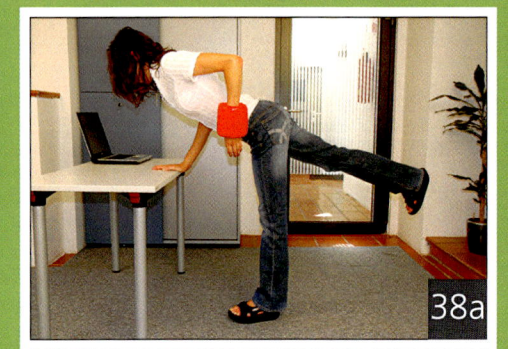

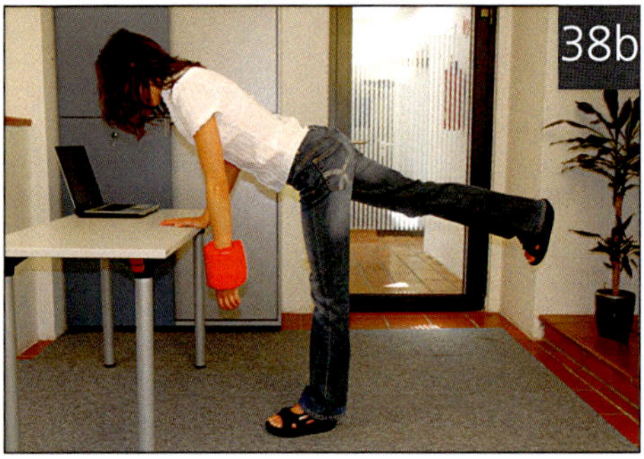

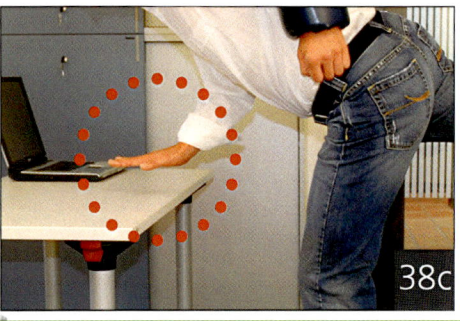

38. Die Rücken- und Schultermuskulatur kräftigen

Um Trainingswirkungen zu erzielen, muss die Übung mit einem Zusatzgewicht durchgeführt werden (Alternativ können Sie auch eine gefüllte Wasserflasche in die Hand nehmen!).
Sie stehen etwa einen halben Meter vor Ihrem Tisch, geben einen Powerclip an das linke Handgelenk. Stellen Sie sich nun auf das linke Bein, stützen sich mit der rechten Hand an der Tischkante ab. Führen Sie nun Oberkörper und linkes Bein fast bis in die Waagrechte. Der linke Arm bleibt gestreckt. Ziehen Sie nun den Unterarm senkrecht nach oben und führen Sie ihn wieder zurück. Die Körperposition darf sich dabei nicht verändern.

10 Wiederholungen, danach Beinwechsel

Variation 38c/d (für Fortgeschrittene):
Die rechte Hand stützt sich bei der Übung nicht mehr auf der Tischplatte auf, sie bleibt nur zur Sicherung in Tischnähe!

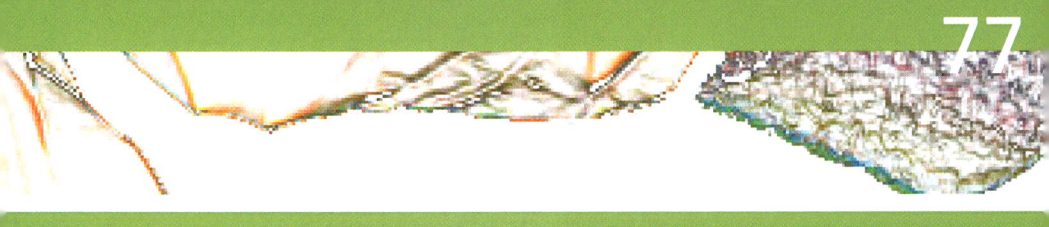

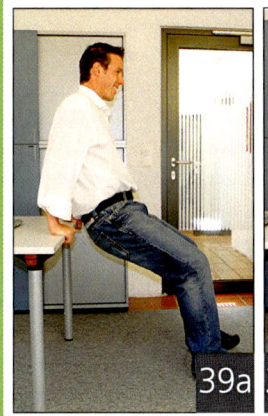

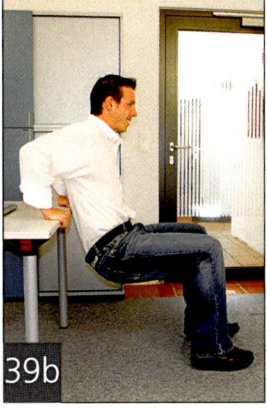

39. Den Armstrecker und die Schultermuskulatur kräftigen

Diese Übung wird umso intensiver, je weiter Sie Ihre Füße vom Tisch entfernen. Sie stellen sich mit dem Rücken zur Tischkante, beugen leicht die Kniegelenke und umfassen mit den Händen die Tischkante (Daumen zeigt nach unten!). Nun gehen Sie etwa einen Meter nach vorne. Beugen Sie nun Ihre Ellbogen und die Hüfte (bis in eine 90°-Position) und gehen Sie wieder zurück in die Ausgangsposition.

Mindestens 6 Wiederholungen, kurze Pause und ein zweiter Durchgang

40. Die Brust- und Armmuskulatur kräftigen

Diese Übung ist nur für Fortgeschrittene. Sie wird umso intensiver, je weiter Ihre Füße vom Tisch entfernt sind. Sie stellen sich etwa einen Meter vor Ihren Tisch (Frauen einen halben Meter), stützen Ihre Handflächen (Fingerspitzen zeigen nach vorne) an der Tischkante ab und gehen nun mit den Füßen etwas zurück. Ihre Hüfte ist leicht gebeugt, der Kopf leicht nach unten geneigt.
Beugen und strecken Sie nun Ihr Ellbogengelenk. Achten Sie darauf, dass sich Ihre Körperposition (insbesondere die leichte Hüftbeugung) nicht verändert!

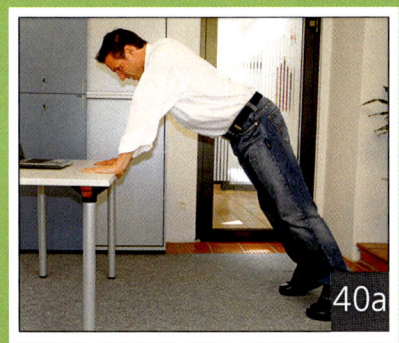

Mindestens 6 Wiederholungen, kurze Pause und ein zweiter Durchgang

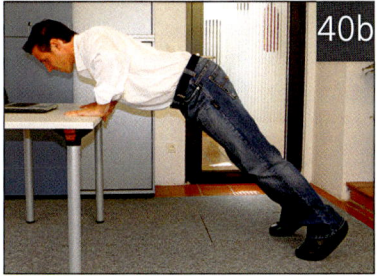

PROGRAMM 4: Core-Training am Arbeitsplatz

Vorbemerkungen

Ganzheitliches Core-Training ist ein sehr effizientes Übungsprogramm zur Prävention von Funktionsstörungen und Erkrankungen des Bewegungssystems. Es trainiert nicht nur die Kraft, sondern alle Komponenten, die die Stütz- und Schutzfunktion der Muskulatur beeinflussen. Nur wenn alle Leistungskomponenten gut entwickelt sind, verfügt der Bewegungsapparat über jene dynamische Stabilität, die den Anforderungen von Beruf und Freizeit gerecht werden.

Der Weg zum optimalen Muskelkorsett

1. Die Wirbelsäule mobilisieren
2. Körpergefühl und Spannungsaufbau optimieren
3. Die Eigenregulation der Muskulatur fördern
4. Die Muskulatur des Rumpfes durch koordinationszentriertes Muskeltraining kräftigen
5. Die Rumpfmuskulatur über ein spezielles Muskelschlingentraining kräftigen

Wie schon in der Einleitung dargestellt, ist Core-Training in kleinsten Räumlichkeiten und ohne große Hilfsmittel zu realisieren. Aus diesem Grunde ist es für die Bewegungspause am Arbeitsplatz ideal geeignet.
Jeder kann das Programm durchführen, gleich ob Einsteiger oder Sportler. Um Trainingsreize auch für gut trainierte Personen zu setzen, gibt es unterschiedliche Schwierigkeitsstufen. Der Schwierigkeitsgrad wird bei den einzelnen Übungsnummerierungen durch die unterschiedliche Farbgebung hervorgehoben.

Schwierigkeitsgrad:

- Blau: Wenig trainierte Personen, Anfänger
- Rot: Mäßig trainierte Personen
- Schwarz: Trainierte Personen

Ziele

Kurzfristig: Lösen von Verspannungen, Vitalisierung, Erhöhung der Konzentrationsfähigkeit, Verbesserung psychomotorischer Eigenschaften

Langfristig: Aufbau eines leistungsfähigen Muskelsystems

Machen Sie aus jeder Gruppe jeweils mindestens eine Übung pro Tag, die Reihenfolge können Sie dabei selbst wählen. Dazu brauchen Sie fünf Kurzpausen, insgesamt etwa drei bis vier Minuten pro Tag.

1. DIE WIRBELSÄULE MOBILISIEREN

Weshalb?

Damit ölen und schmieren Sie Ihre Gelenke und die umgebenen Strukturen, Ihre biologischen Kugellager. Sie bereiten sie damit auf höhere Belastungen vor und verlängern so nebenbei auch ihre Lebensdauer. Mobilisieren unterstützt den Stoffaustausch (die Ernährung) innerhalb des Gelenks und verbessert gleichsam durch „Gelenksschmierung" die Reibungsreduktion.
Verwenden Sie dazu die Übungen 4 bis 6 aus dem Programm 1 dazu die Übung 41, sie aktiviert auch die tief liegenden Haltemuskeln. Diese sind wichtig, um die Wirbelsäule vor Belastungen richtig einzustellen.

Praxis

41. Verbesserung und Mobilisierung der Drehfähigkeit der Wirbelsäule

Sie stehen etwa einen Meter vor Ihrer Tischkante, beugen den Oberkörper vor und legen Ihre Unterarme auf (Handflächen zeigen nach unten). Der Abstand vom Tisch soll so gewählt werden, dass der Hüftwinkel knapp über 90° beträgt. Den Kopf nicht in den Nacken ziehen!
Nun den linken Arm und das rechte Knie gleichzeitig geringfügig anheben und gleichzeitig wieder absetzen, dann den rechten Arm und das linke Knie. Versuchen Sie, den Rhythmus im Takt einer normalen Gehbewegung einzuhalten. Der Rücken bleibt gerade.

Etwa 20 Wiederholungen

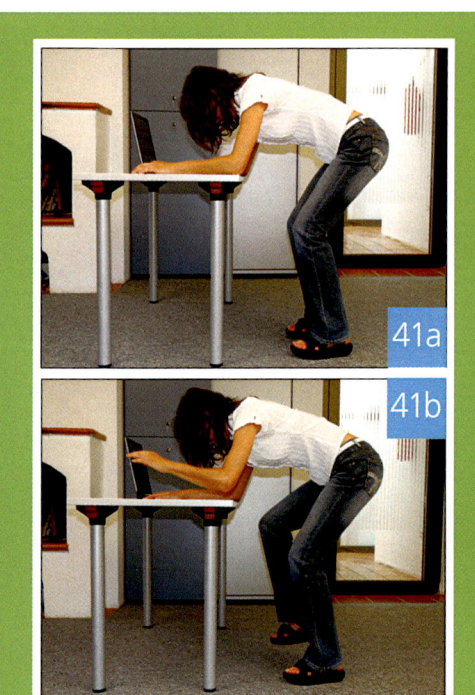

2. SPANNUNGSAUFBAU UND KÖRPERWAHRNEHMUNG OPTIMIEREN

Weshalb?

Diese Übungen werden eingesetzt, weil Fehlhaltungen vom Bewegungssystem bereits akzeptiert und als „normal" gespeichert wurden. Es muss deshalb wieder lernen, wie man den eigenen Körper und seine Positionen wahrnimmt. Dies ist wichtig, um eingeschliffene Haltungs- und Bewegungsmuster bei Bedarf korrigieren zu können.

Zur Unterstützung der Wirksamkeit:

» Die Bauchwand nach innen ziehen (Nabel in Richtung Wirbelsäule)
» Die Beckenbodenmuskulatur anspannen

Für Anfänger oder Personen mit bereits bestehenden Rückenproblemen empfehlen wir das gleichzeitige Durchführen eines Atemtechnik Programms.

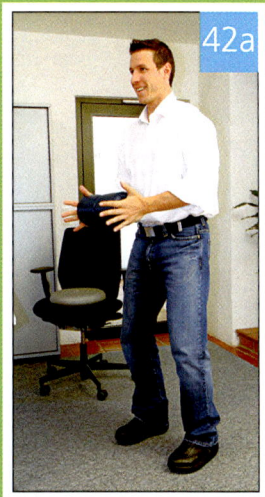

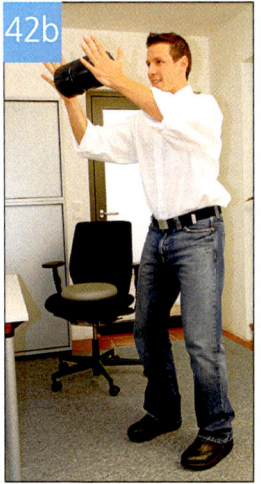

42. Spannungsaufbau im Stehen

Nehmen Sie einen Powerclip (oder einen Ball) in die offenen Hände und erzeugen Sie einen leichten Druck. (schulterbreiter Stand, Oberschenkelachse parallel zur Mittelfußachse). Beugen Sie leicht die Knie und heben Sie die Unterarme bis zur Waagrechten an. Ziehen Sie nun die Bauchwand nach innen und spannen Sie die Beckenbodenmuskulatur an. Danach spannen Sie die Rückenmuskeln und schließlich Schulter-, Arm- und Brustmuskulatur an. Halten Sie diese Ganzkörperspannung etwa 10 Sekunden. Atmen Sie dabei bewusst und ruhig weiter.

2 Wiederholungen nach kurzer Entspannungspause

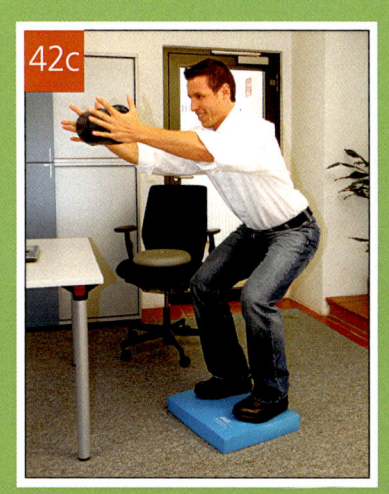

42c. Dieselbe Übung auf einer labilen Unterstützungsfläche

Praxis

3. VERBESSERUNG DER MUSKULÄREN EIGENREGULATION

Weshalb?

Durch diese Übungen verbessern Sie Ihre Körperwahrnehmung über Ihre inneren Augen und Ohren, die Propriozeptoren. Gleichzeitig wird das interne Kontrollzentrum Ihres Bewegungssystems, in dem alle Bewegungen und Stabilisationsaufgaben selbständig vorbereitet und unterstützt werden, optimiert!

Der Trainingseffekt bei diesen Übungsformen ist hoch, deshalb sollten Sie die Aufgaben bald unter erschwerten Bedingungen durchführen.

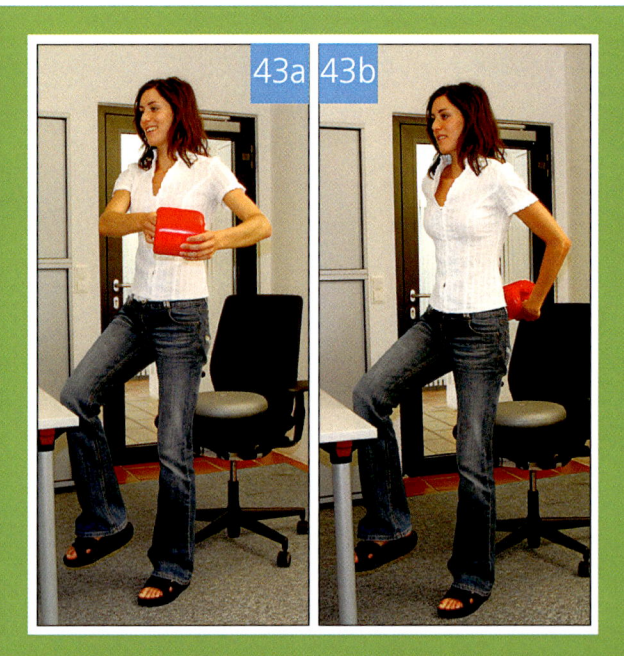

43. Einbeinstand mit Kreisen eines Zusatzgerätes um den Körper

Sie stehen etwa einen Meter vor dem Tisch, nehmen einen Powerclip (Ball) in die Hand. Sie belasten nun das linke Bein und heben Ihr rechtes Bein leicht nach vorne an.
Fixieren Sie einen Punkt in Blickrichtung.
Kreisen Sie nun den Clip oder Ball in Beckenhöhe um den Körper.

Drei mal auf jede Seite, danach wechseln Sie das Standbein

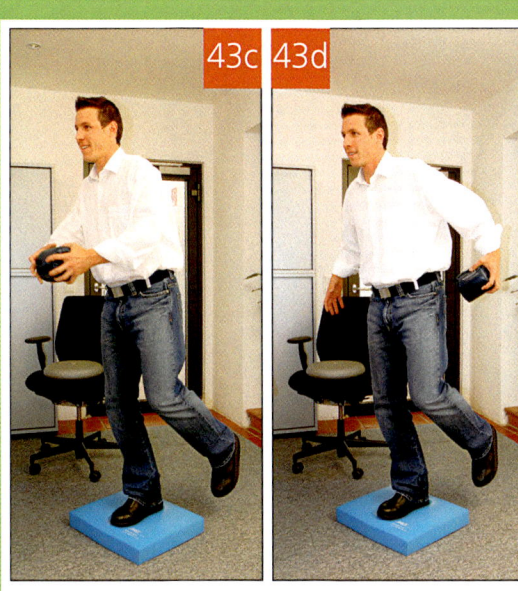

43c/d. Dieselbe Übung auf einer labilen Unterstützungsfläche

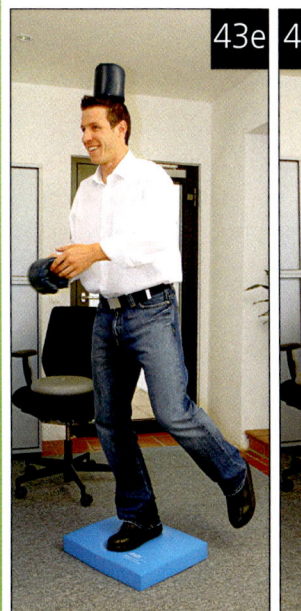

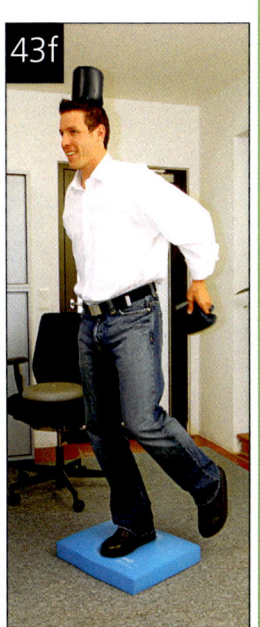

43e/f. Dieselbe Übung mit balancieren eines Powerclips auf dem Kopf

Praxis

44. Einbeinstand mit Zusatzbewegungen der Arme

Balancieren Sie auf beiden Handflächen einen Powerclip. Führen Sie Ihre Arme annähernd gestreckt zur Seite und heben Sie ein Bein leicht nach vorne an. Verändern Sie nun die Position der Powerclips durch wechselndes Anheben und Senken der Arme.

Üben Sie etwa 20 Sekunden und wechseln Sie danach das Standbein.

- 44 c/d) Schließen Sie bei der Übung die Augen. (ohne Abbildung)
- 44 e/f) Dieselbe Übung mit geschlossenen Augen auf dem Balance Pad (ohne Abbildung)

44a

44b

45. Einbeinkniestand auf dem Sessel

Sie drehen Ihre Sessellehne zur Seite und knien sich mit dem rechten Bein auf die Sesselmitte. Achten Sie darauf, dass Ihr Hüftgelenk über dem Kniegelenk positioniert ist! Nun richten Sie Ihren Oberkörper auf und führen die Arme gestreckt zur Seite. Versuchen Se wieder, in Augenhöhe einen Punkt zu fixieren.

Halten Sie diese Position etwa 10 Sekunden und wechseln Sie danach das Stützbein.

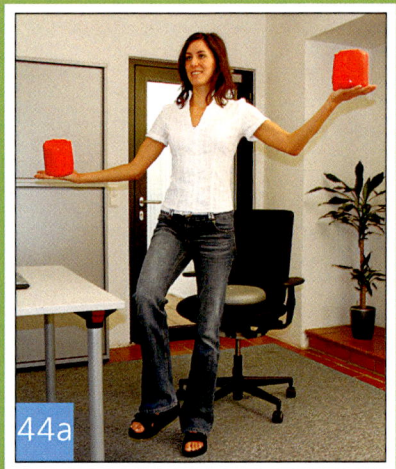

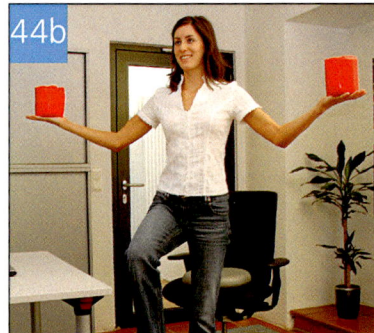

- 45c) Einbeinkniestand mit geschlossenen Augen (ohne Abbildung)

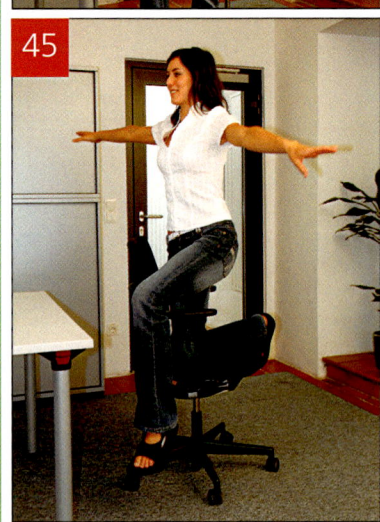

45

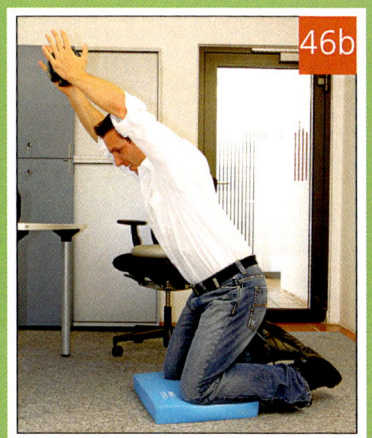

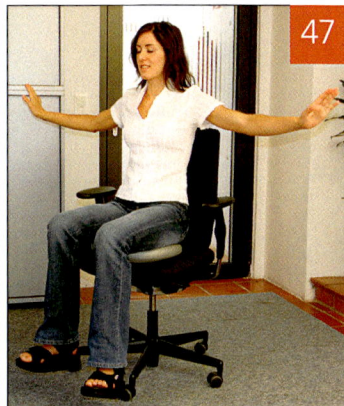

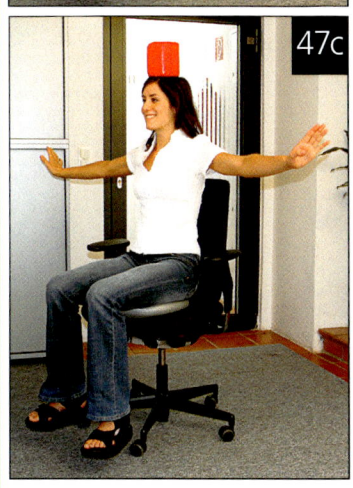

46. Kniestand mit Armstrecken

Nehmen Sie einen Powerclip zwischen die offenen Handflächen. Sie knien auf dem AIREX Balance Pad und balancieren Ihren Körper aus. Ihre Hüfte ist leicht gebeugt, die Arme sind seitlich vor dem Körper. Ziehen Sie bewusst die Bauchdecke nach innen.
Führen Sie nun die Arme kontrolliert nach oben bis in die Verlängerung des Oberkörpers und halten Sie die Arme in der Endstellung für etwa 3 Sekunden.
Zurück in die Ausgangsstellung.

3 Wiederholungen

- 46b) Diese Übung mit Halten eines PowerClips zwischen den offenen Händen
- 46c) Dieselbe Übung mit geschlossenen Augen

Tipp:
Wenn Sie kein Balance Pad haben, rollen Sie ein Handtuch zusammen oder verwenden Sie einen Polster.

47. Schwebesitz auf labiler Unterlage

Diese Übung nicht durchführen, wenn Sie bereits Rückenprobleme haben!
Sie sitzen in der Sesselmitte auf einem Sitzkissen. Beugen Sie die Beine etwa rechtwinkelig und heben Sie die Füße etwa 20 cm vom Boden ab. Strecken Sie die Arme seitwärts bis Sie eine Muskelspannung im oberen Rücken spüren. Verharren Sie etwa 10 Sekunden in dieser Position.

2 Wiederholungen

- 47c) Dieselbe Übung mit zusätzlicher Balancieraufgabe (Powerclip auf dem Kopf)

4. KOORDINATIONSZENTRIERTES KRÄFTIGEN DER RUMPFMUSKULATUR

Weshalb?

Um die Arbeit der großen Halte- und Bewegungsmuskeln auch unter intensiveren und koordinativ anspruchsvollen Bedingungen zu entwickeln, werden Gleichgewichtsübungen an komplexe Zusatzbewegungen gekoppelt.

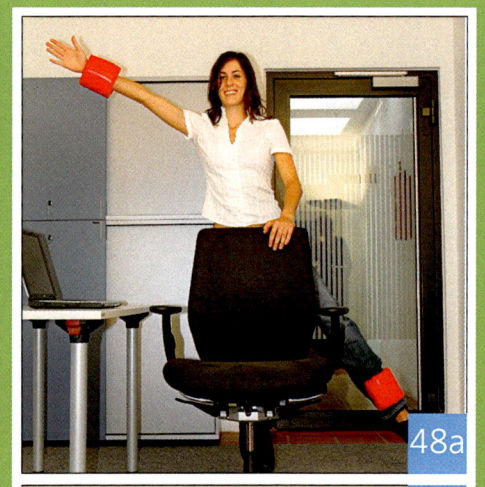

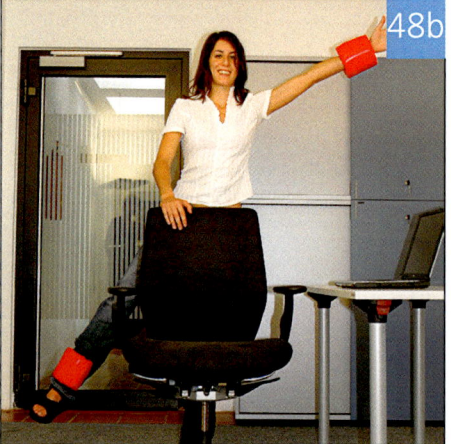

48. Einbeinstand mit Bein-Arm Abspreizen + Balancierhilfe

Sie stehen auf Ihrem linken Bein, Ihr rechtes Bein seitwärts abgespreizt. Stützen Sie sich mit beiden Händen an einer Sessellehne o.ä. ab. Lösen Sie die linke Hand und führen Sie sie langsam seitwärts in die Seithochhalte. Ihr rechtes Bein und linker Arm sollen eine Linie bilden. Halten Sie die Endposition etwa 3 Sekunden. Spüren Sie dabei die Muskelspannung im Gesäß und Rücken.

3 Wiederholungen, danach Wechsel des Standbeins

48a
48b

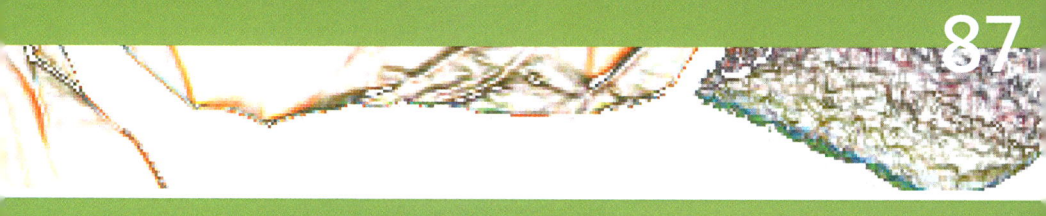

49. Standwaage im Spannungsstand mit Zusatzgewichten

Für diese Übung je einen Powerclip an das rechte Handgelenk und das linke Fußgelenk geben.
Stellen Sie sich seitlich versetzt rechts hinter Ihren Sessel. Spannen Sie Bauch- und Pomuskulatur an (Spannungsstand), stützen Sie sich mit der linken Hand auf die Sessellehne und belasten Sie das rechte Bein. Stellen Sie Ihr linkes Bein etwas zurück.
Führen Sie den rechten Arm seitlich neben dem Körper gestreckt leicht nach vorne. Die Handinnenfläche zeigt dabei nach innen!
Bewegen Sie nun gleichzeitig Ihr linkes Bein und Ihren rechten Arm gestreckt nach oben. Neigen Sie den Körper dabei etwas nach vorne. Arm, Bein und Rücken sollen eine Linie bilden. Bleiben Sie in der Endposition etwa 3 Sekunden. Beim Zurückkehren in die Ausgangsposition das Spielbein nicht absetzen.

3 - 4 Wiederholungen, dann links hinter den Sessel stellen, die Clips auf die andere Seite und die Übung wiederholen

- 49b) Dieselbe Übung mit Lösen der Stützhand
- 49c) Dieselbe Übung mit Lösen der Stützhand und geschlossenen Augen

50. Einbeiniges Kniebeugen im Spannungsstand

Sie nehmen unter leichtem Druck einen Clip zwischen beide Handflächen und stellen sich mit dem rechten Bein mittig auf das Balance Pad. Den Powerclip halten Sie in Brusthöhe vor dem Oberkörper.
Beugen Sie nun das rechte Bein (maximal bis 90°), gleichzeitig strecken Sie dabei Ihre Arme (der Druck auf den Clip bleibt aufrecht) und führen Sie Ihr angehobenes linkes Bein leicht zurück. Zurück in die Ausgangsstellung (den linken Fuß nicht mehr aufsetzen).

4 Wiederholungen, danach Wechsel des Standbeines

- 50b) Dieselbe Übung ohne labile Unterlage (ohne Abbildung)

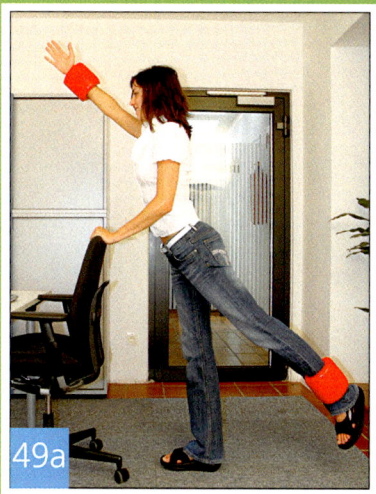

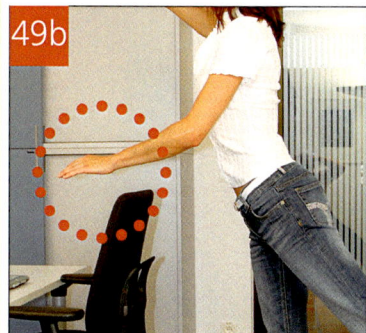

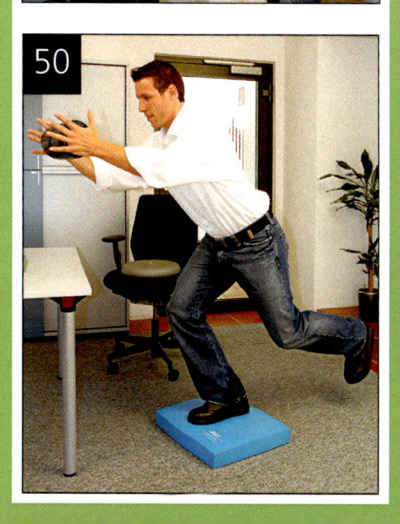

Praxis

5. MUSKELSCHLINGENTRAINING FÜR DIE RUMPFMUSKULATUR

Weshalb?

Damit geben Sie Ihrem passiven Bewegungsapparat (Knochen, Bänder, Sehnen, Knorpel) den stabilen und beweglichen muskulären Schutzschild den er braucht, um die alltäglichen Angriffe durch Stöße, Zug- und Druckbelastungen abzuschwächen.
Die Kräftigung der globalen Halte- und Bewegungsmuskeln des Rumpfes ist der Kernbereich des Aufbaus des muskulären Schutzkorsetts.

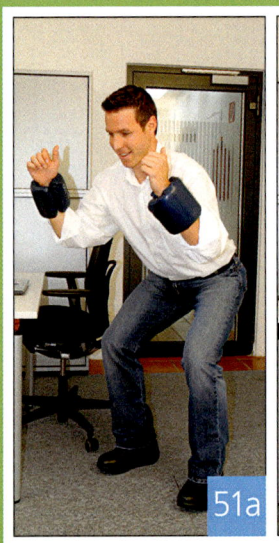

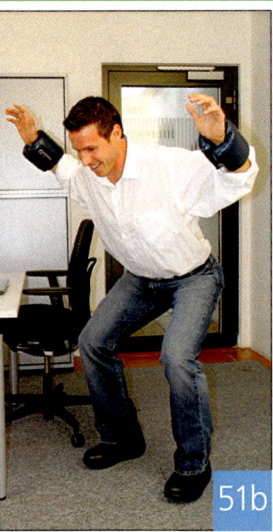

51. Rückenstreckübung mit Aufrollen im Spannungsstand

Nehmen Sie eine schulterbreite Standposition mit leicht gebeugten Knien ein. Spannen Sie die Gesäßmuskulatur an und fixieren Ihr Becken („Spannungsstand"). Beugen Sie die Arme rechtwinkelig vor dem Körper. Neigen Sie den Oberkörper leicht vor und kontrahieren Sie bewusst Ihre Bauchmuskulatur.
Führen Sie nun die Ellbogen auf Schulterhöhe nach hinten und strecken Sie dabei die Wirbelsäule durch. Fixieren Sie während der Bewegung Ihr Ellbogengelenk. Die Drehachse befindet sich im Schultergelenk

6-8 Wiederholungen

tipps

Dynamische Kräftigungsübungen im „Spannungsstand"

Mit dem „Spannungsstand" trainieren Sie einerseits die Fixation des Beckens für die nachfolgenden Übungen, zum anderen dient er der Kräftigung der Bein- und Beckenmuskeln. Außerdem optimieren Sie die koordinative Verlinkung der Muskelkettenglieder zwischen Becken- und Rückenmuskeln. Darauf aufbauend erfolgt die dynamische Arbeit der oberen Extremitäten bzw. der Rückenstrecker.

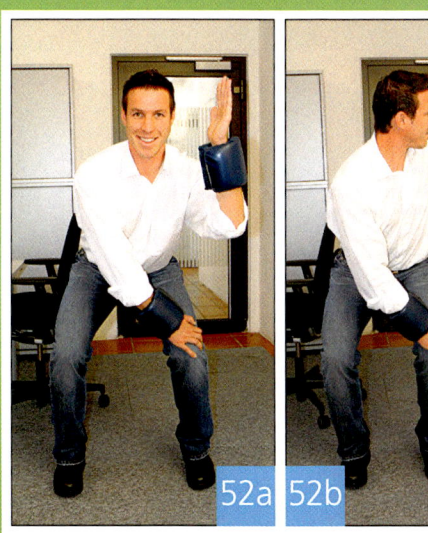

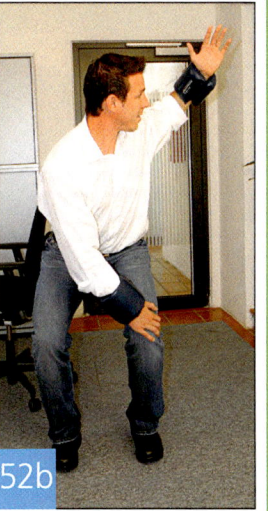

52a 52b

52. Oberkörperdrehung im Spannungsstand

Beugen Sie im vorher beschriebenen Spannungsstand Ihren rechten Arm rechtwinkelig und führen Sie ihn seitlich nach vorne. Ihre linke Hand umfasst Ihr rechtes Knie, das Sie bewusst gegen die Hand nach außen drücken. Beugen Sie Ihren rechten Arm und heben Sie ihn vor Ihre Brust an. Ihre Handfläche zeigt nach innen und Ihr Kopf bleibt in einer neutralen Position.
Drehen Sie nun Ihren Kopf und Oberkörper langsam nach rechts und gleichzeitig den rechten Arm seitwärts nach außen (Drehgelenk ist die Schulter).
Verharren Sie in der Endstellung etwa 2 Sekunden.

Achtung: Während der gesamten Bewegung muss der diagonale Spannungszug erhalten werden.

3 Wiederholungen, danach Seitenwechsel

Praxis

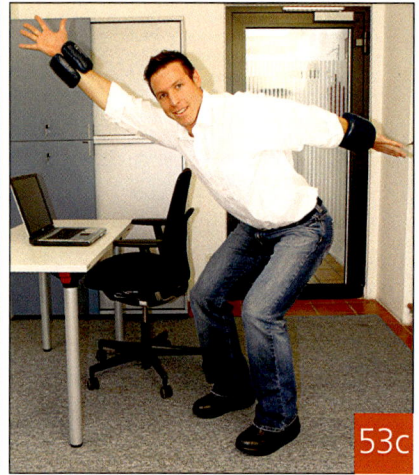

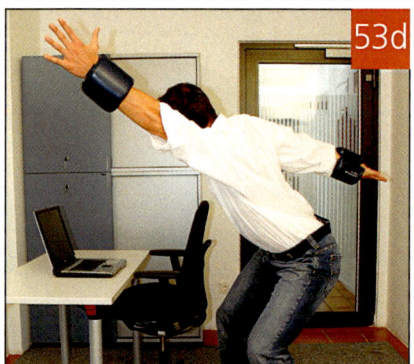

53. „Kraulschwimmen" im Spannungsstand

Gehen Sie in den Spannungsstand und nehmen Sie die Arme gebeugt seitlich neben den Oberkörper. Wie bei einer Kraulbewegung wird nun der rechte Arm nach vorne und gleichzeitig der linke nach hinten gestreckt. Drehen Sie dabei wie beim Kraulschwimmen Schulter und Kopf leicht zur Seite. Zurück in die Startposition und nun auf die andere Seite.

- 53 a/b) Dieselbe Übung + Zusatzgewichte
- 53 e/f) Dieselbe Übung stehend auf einem Balance Pad

4 Wiederholungen

54. Bauch-/Brustmuskulatur kräftigen

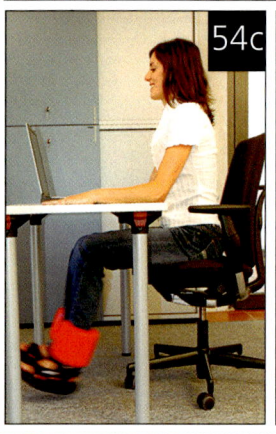

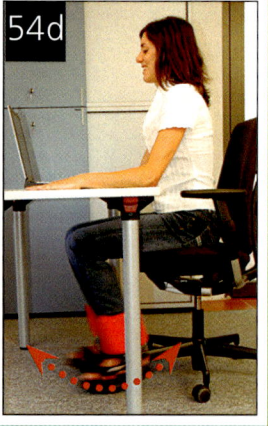

Sie sitzen in der Sesselmitte und legen die Unterarme auf die Tischplatte. Ziehen Sie nun bewusst die Bauchdecke nach innen und die Beckenbodenmuskulatur nach oben. Heben Sie den Brustkorb an und geben Sie über die Unterarme einen leichten Druck auf die Tischoberfläche.

Nun heben Sie beide Knie leicht an (Die Füße sind nun in der Luft). Halten Sie diese Position und bewegen Sie beide Unterschenkel vor und zurück. Versuchen Sie, möglichst gleichmäßig weiterzuatmen.

Führen Sie die Übung mindestens 20 Sekunden durch.

- 54 c/d) Dieselbe Übung mit den Powerclips an den Fußgelenken

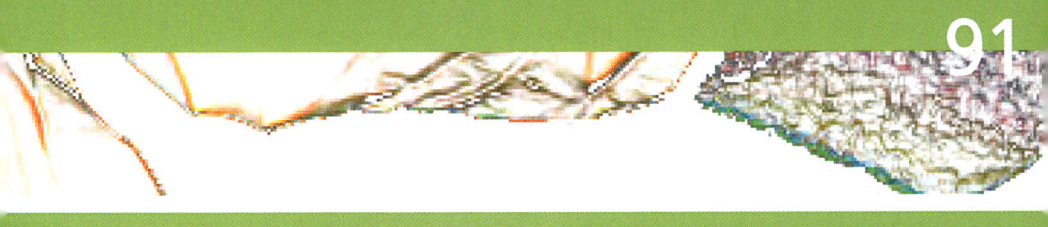

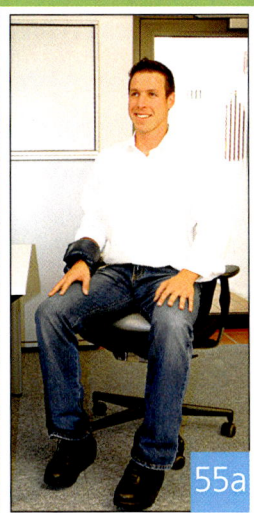

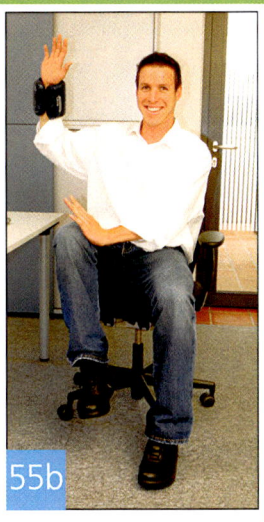

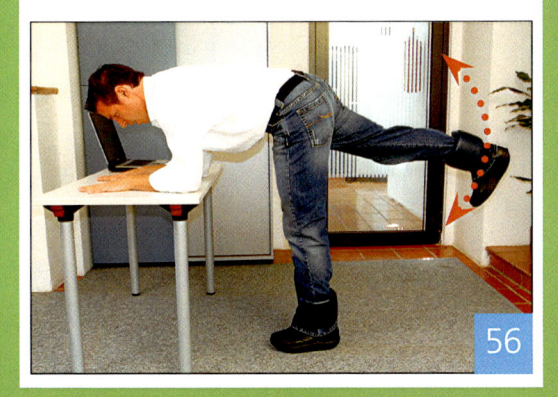

55. Die schräge Bauchmuskulatur verbessern

Bei den meisten Menschen ist die schräge Bauchmuskulatur abgeschwächt, deswegen ist diese Übung sehr empfehlenswert. Sie sitzen auf der Sesselmitte und haben das rechte Bein rechtwinkelig gebeugt leicht angehoben, den rechten Arm ebenfalls im rechten Winkel gebeugt und angehoben. Mit der linken Handfläche drücken Sie gegen die Innenseite des rechten Knies. Das rechte Bein erzeugt dabei ausreichenden Gegendruck und weicht nicht seitlich aus.
Bewegen Sie nun den gebeugten Arm vor und zurück (Drehachse ist nur das Schultergelenk).

Machen Sie die Übung etwa 30 Sekunden, danach Seitenwechsel

56. Das Gesäß und die Oberschenkelrückseite kräftigen

Sie stehen etwa einen Meter vor Ihrem Tisch, beugen den Oberkörper und stützen sich mit den Unterarmen auf der Tischplatte ab (Handinnenflächen zeigen nach unten). Der Kopf bleibt in neutraler Position (nicht in den Nacken ziehen!).

Heben Sie nun das rechte Bein gestreckt ein wenig an. Ziehen Sie zusätzlich die Fußspitze des angehobenen Fußes in Richtung Unterschenkel. Bewegen Sie nun das gestreckte Bein langsam auf und ab.

4 - 6 Wiederholungen, danach Seitenwechsel

6.4 HILFE BEI KLEINEN PROBLEMEN

Zu den wichtigsten Beschwerdebildern stellen wir Kurzprogramme vor, mit denen kurzfristig eine sofortige Besserung der Probleme erreicht werden kann.

1. Verspannungen im Nacken- und Rückenbereich beheben
2. Die Stresstoleranz kurzfristig erhöhen
3. Die Augen entlasten und stärken
4. Geschwollenen und müden Beinen vorbeugen
5. Problemen mit Unterarm und Handgelenk (RSI Syndrom) vorbeugen

Für viele Beschwerdebilder haben wir bereits Übungen vorgestellt. Es wird deshalb in der folgen Aufstellung nur darauf verwiesen.

Wie entstehen Verspannungen?

Eine schwache oder schlecht koordinierte Muskulatur kann Körperpositionen, die nicht der natürlichen Haltung entsprechen (Fehlhaltungen) nicht über längeren Zeitraum abfedern, sie reagiert mit einer Erhöhung des Muskeltonus. In der Folge kann es zu schmerzhaften Verspannungen kommen.
Ein gut ausgebildetes muskuläres Schutzkorsett hat eine wesentlich höhere Belastungstoleranz, Verspannungen treten auch bei länger dauernden, physiologisch ungünstigen Belastungen kaum in Erscheinung. Streng genommen ist also nicht die Fehlhaltung das Problem, sondern das schwache Schutzkorsett.

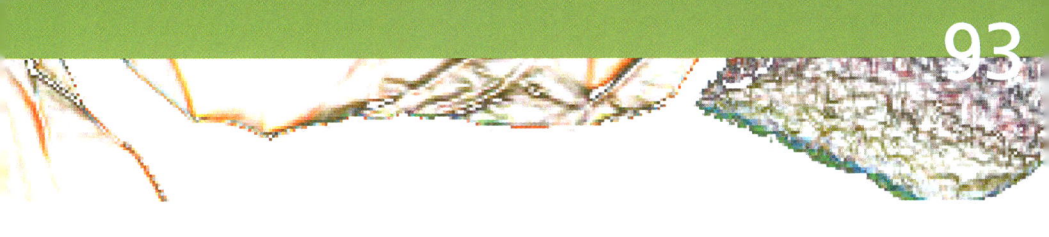

1. Verspannungen im Nacken- und Rückenbereich beheben

Nehmen Sie alle 20 Minuten eine kurze Bewegungspause und führen Sie dazu die Übungen 4, 5 und 6 zur Behebung von Rückenproblemen, oder die Übungen 8 und 9 für den Schulter-Nackenbereich aus.

Alternativ können Sie auch die folgenden Übungen einsetzen:

57. Selbstmassage am Hinterkopf

Wenn Sie bereits Spannungskopfschmerz haben, hilft Ihnen vielleicht die folgende Übung: Massieren Sie mit beiden Händen im Nacken den Muskelansatz am unteren Rand des Schädelknochens.

58. Schulterblattübung

Drehen Sie Ihren Sessel um 90° und setzen Sie sich aufrecht in die Sesselmitte. Legen Sie den rechten Unterarm auf die Tischkante, Handfläche zeigt nach unten.
Geben Sie nun mit dem Unterarm leichten Druck auf die Tischplatte und ziehen Sie das rechte Schulterblatt nach hinten unten.

Halten Sie diese Position etwa 8 Sekunden und wiederholen Sie die Übung mit dem anderen Arm.

59. Den Kopf zentrieren

Sie sitzen mit aufrechtem Oberkörper in der Sesselmitte und halten den Kopf gerade. Nun legen Sie die rechte Handfläche auf die Stirn und die linke an den Hinterkopf und üben einen leichten Druck aus.

Schließen Sie die Augen und halten Sie diese Position etwa 8 Sekunden.

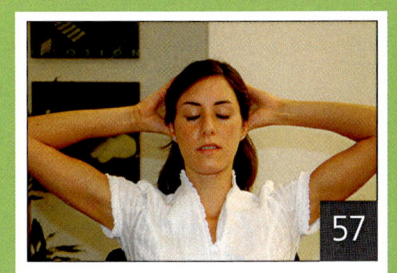

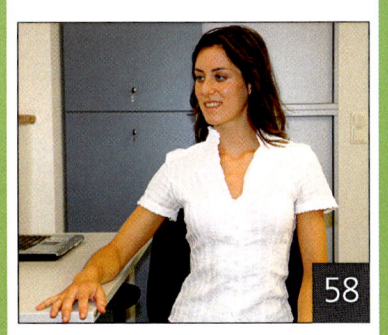

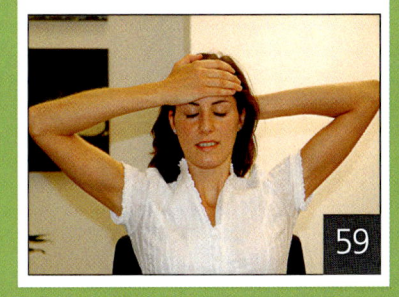

Praxis

2. Die Stresstoleranz kurzfristig erhöhen

Sie fühlen sich durch permanenten Stress oder kurzfristigen Ärger überlastet und brauchen Hilfe. Eine der wichtigsten Sofort-Entspannungsmethoden ist die Tiefenatmung. Wir stellen dazu eine einfache Übung vor:

60. Schulterheben im Atemrythmus

Ganz nach hinten setzen. Einatmen und Schultern nach oben ziehen, dann ausatmen und Schultern nach hinten unten ziehen. Schließen Sie dabei die Augen und machen Sie die Übung etwa 30 Sekunden lang.

Weitere Übungen ohne Abbildungen:

- Augen schließen, zurücklehnen, durch die Nase in den Bauch einatmen (Bauchdecke wölbt sich nach außen), kurz die Luft anhalten und dann durch die leicht geöffneten Lippen ausblasen.
- 5 Sekunden einatmen, 8 Sekunden ausatmen.
- Lachen: Denken Sie an eine komische Situation und versuchen Sie zu lachen oder wenigstens zu lächeln.
- Gedankenreise: Lehnen Sie sich zurück, erinnern Sie sich an einen wunderschönen Augenblick.

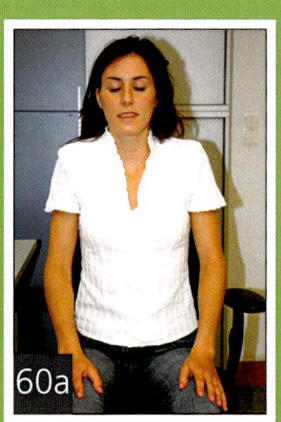

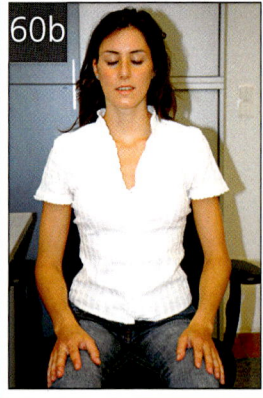

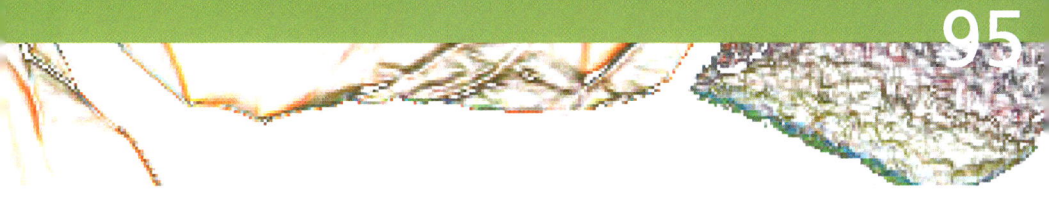

Eine bewährte Übung zur Gelassenheit in Stresssituationen ist nach dem Bioenergetiker Wayne Cook benannt.

61a. Die Wayne-Cook-Übung

Setzen Sie sich auf die vordere Sesselhälfte und lehnen Sie sich entspannt zurück. Schlagen Sie den linken Fußknöchel über den rechten, die Beine sind leicht gebeugt. Strecken Sie Ihre Arme und legen Sie so das rechte Handgelenk über das linke, dass die Handinnenflächen zueinander zeigen und die kleinen Finger jeweils oben liegen.
Verschränken Sie nun die Finger ineinander und drehen Sie die verschränkten Hände nach oben an die Brust.

Schließen Sie nun die Augen und atmen Sie etwa 2 Minuten ruhig ein und aus. Stellen Sie sich vor Ihrem inneren Auge nun ein Bild vor, das den Begriff Balance symbolisiert (z.B. eine Wippe).

Bleiben Sie in dieser Position etwa 2 Minuten.

61b. Die Fingerspitzen-Übung

Diese Übung ist ebenfalls auf Cook zurückzuführen und sollte im Anschluss an die vorige Übung gemacht werden: Sie sitzen aufrecht auf der Sesselmitte, stellen die Füße hüftbreit auf und schließen die Augen. Nun legen Sie die Fingerspitzen aneinander und atmen langsam durch die Nase ein und durch den Mund aus.

Bleiben Sie ca. 1 Minute in dieser Position.

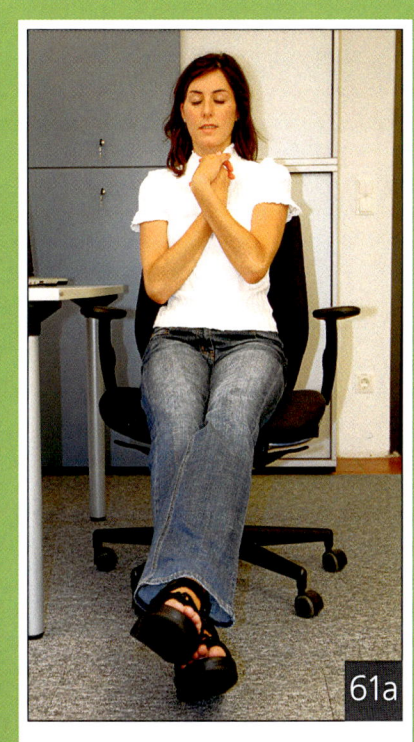

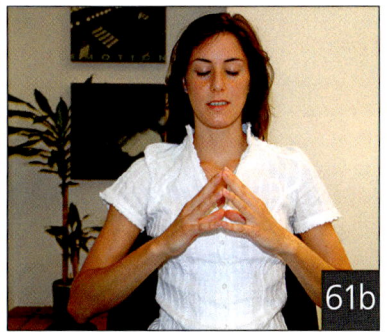

Praxis

3. Die Augen entlasten und stärken

Gegen den „optischen Stress" nach stundenlanger Bildschirmarbeit helfen einige einfache Übungen. Diese sollten Sie auch präventiv einschalten, wenn noch keine akuten Probleme erkennbar sind und Sie länger am Schirm arbeiten müssen.

62. Wärmeübung gegen Augenstress

Sie sitzen entspannt auf der Sesselmitte. Reiben Sie die Handflächen aneinander bis sie warm werden und legen Sie die Hände schalenförmig über die geschlossenen Augen ohne diese zu berühren. Sie können dabei die Ellbogen am Tisch abstützen. Atmen Sie nun für etwa 10 Sekunden tief ein und aus.

63. Distanzübung

Sie sitzen entspannt auf der Sesselmitte. Heben Sie Ihre Arme so an, dass sich beide Daumen in Augenhöhe befinden, der rechte etwa 15 cm vor dem rechten Auge, der linke leicht nach links versetzt über dem gestreckten Arm. Fokussieren Sie nun mit beiden Augen einmal den näheren und einmal den entfernten Daumen. Koppeln Sie diese Fokussierungen an den Atemrhythmus, ausatmen – entfernter Daumen, einatmen – näherer Daumen.

64. Die liegende Acht

Diese Übung können Sie auch für den kurzfristigen Stressabbau einsetzen. Sie sitzen aufrecht auf der Sesselmitte und falten Ihre Hände so ineinander, dass beide Daumen nach oben zeigen. Nun strecken Sie die Arme und beschreiben mit den Händen eine „liegende Acht". Ihre Augen folgen dabei den Bewegungen der Daumen. Der Kopf darf nicht bewegt werden.
Machen Sie die Bewegungen etwa 10 Sekunden und wiederholen Sie die Augenbewegung nach kurzer Pause nun aber ohne Hilfe der Arme – nur mit den Augen alleine.

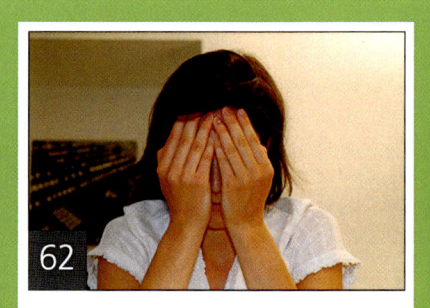

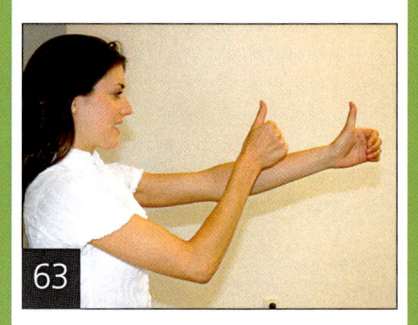

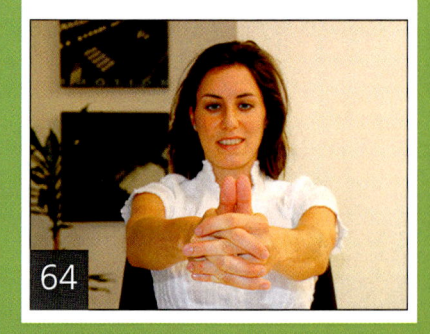

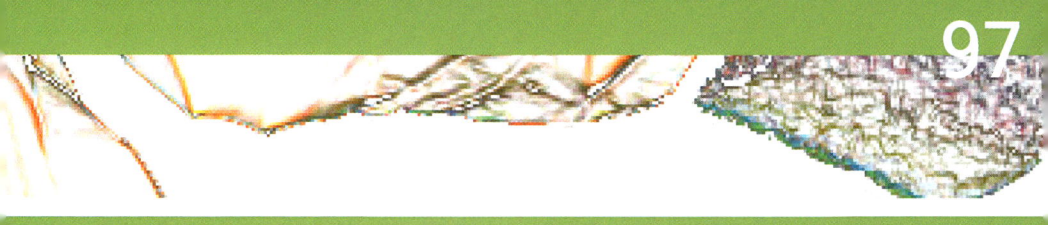

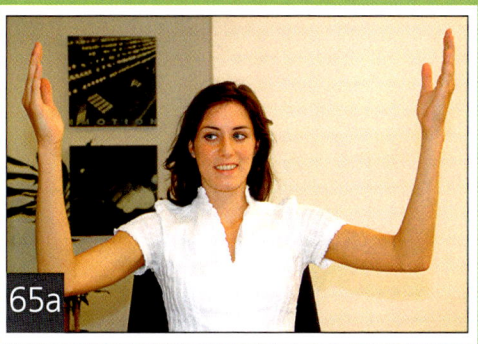

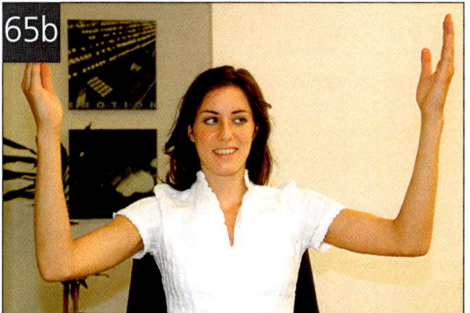

65. Die Rollübung

Sie heben die gebeugten Arme in Schulterhöhe vor dem Oberkörper an, die Hände in Kopfhöhe und so zurückgeführt, dass Sie sie gerade noch erkennen können.
Sehen Sie mit beiden Augen zuerst auf die linke Hand und lassen Sie dann langsam den Blick auf einer imaginären Linie zur rechten Hand wandern, ohne den Kopf zu bewegen. Machen Sie die Übung viermal, schließen Sie kurz die Augen und wiederholen Sie den Vorgang noch einmal.

65a

65b

4. Geschwollenen und müden Beinen vorbeugen

Um müde und anschwellende Beine nach längerem Sitzen oder Stehen zu vermeiden, sollten Sie öfters die Muskelpumpe mit folgenden Übungen aktivieren. Diese Übungen sind auch bei Langstreckenflügen sehr empfehlenswert.

Praxis

66. Fußwippe im Stehen

Sie stellen sich hinter Ihren Sessel und stützen sich mit den Handflächen ab. Nun heben Sie die Fersen leicht an und bewegen Sie zügig auf und ab.

Machen Sie die Übung etwa 20 Sekunden.

66b) Fußwippe im Sitzen (ohne Abbildung)

Setzen Sie sich aufrecht in die Sesselmitte, legen Sie Ihre Handflächen auf die Oberschenkel und heben die Fersen an. Nun bewegen Sie die Fersen schnell auf und ab, so als würden Sie wie ein hyperaktives Kind „zappeln". Halten Sie etwa 20 Sekunden durch und wiederholen Sie, wenn Sie lange sitzen müssen, die Übungen alle 20 Minuten.

67. Fuß- und Handwippe

Sie sitzen aufrecht ganz hinten und stützen den Rücken an der Sessellehne ab. Nun heben Sie das gestreckte rechte Bein leicht an und den linken Arm in die Waagrechte. Beugen Sie nun gleichzeitig das linke Handgelenk (Fingerspitzen nach unten) und das rechte Fußgelenk (ziehen Sie die Fußspitzen intensiv in Richtung Schienbein).

5 Wiederholungen, danach Beinwechsel

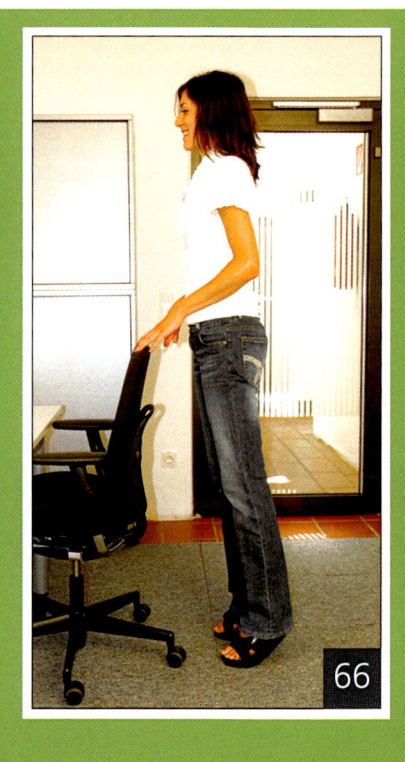

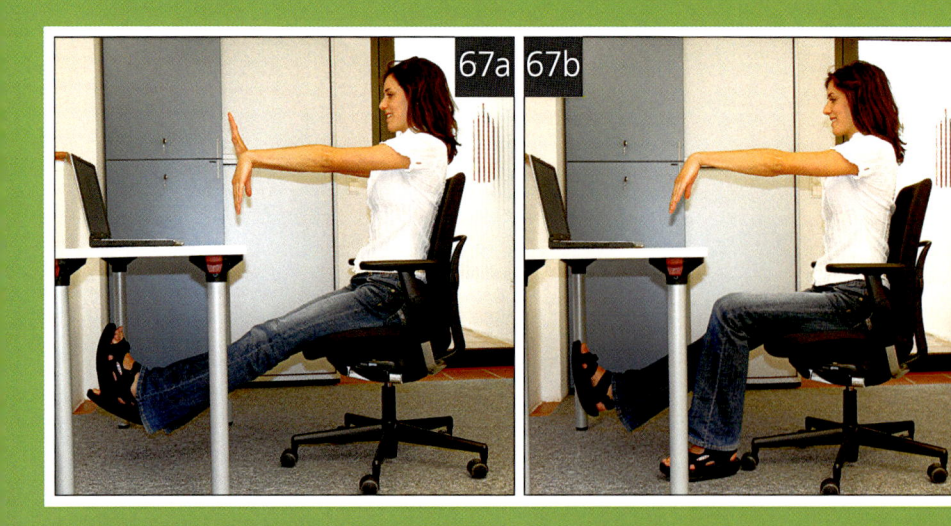

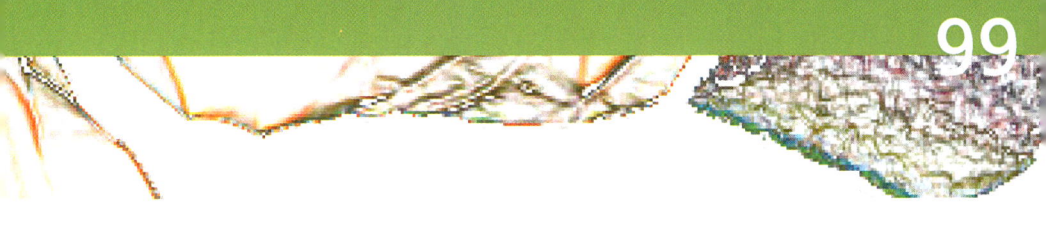

5. Problemen mit Unterarm und Handgelenk (RSI Syndrom) vorbeugen

Der so genannte Mausarm, in der Fachsprache Repetive Strain Injury (RSI) genannt, entsteht durch lang andauernde Beanspruchungen des Arms durch Hand- und Fingerbewegungen auf der Maustaste.
Bevor es jedoch zu einer chronischen Erkrankung kommt, können Berufstätige mit häufiger Computerarbeit mit Bewegungsschmerzen, Kraftverlust in der Hand oder Sehnenscheidenentzündungen konfrontiert sein.
Damit es nicht soweit kommt, sollte die Bildschirmarbeit mehrmals täglich durch die folgende Übung unterbrochen werden.

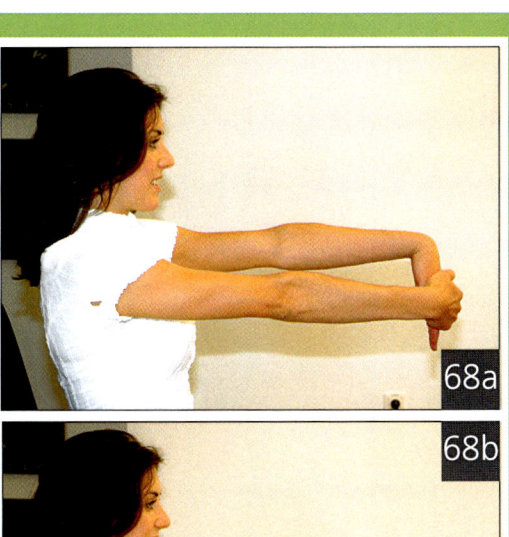

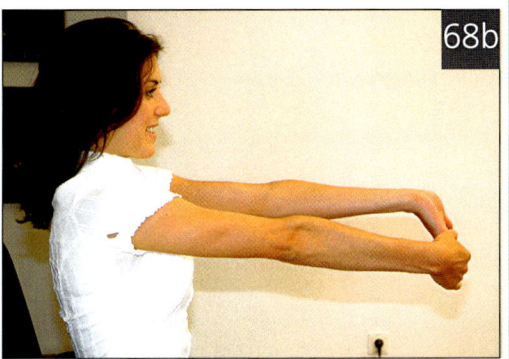

68. Dehnung der Unterarmmuskulatur

Sie sitzen entspannt auf der Sesselmitte, und strecken beide Arme waagrecht nach vorne. Nun fassen Sie mit der rechten Hand den Handrücken der linken Hand und drücken ihn nach unten bis ein Dehnungsgefühl entsteht. Halten Sie die Position etwa 6 Sekunden und wiederholen Sie die Übung nach kurzer Pause.

1 Wiederholung nach Handwechsel

Schlusswort

Sie haben mit diesem Ratgeber nun eine Fülle von Anregungen, aus denen Sie Ihre ganz persönliche Aktivpause zusammenstellen können. Sie müssen nur wollen! Und genau hier liegt das Problem. Was auf dem Papier so einfach und selbstverständlich dargestellt ist, muss erst einmal umgesetzt werden.

Die wichtigste Hilfestellung dazu: Machen Sie aus Ihrer täglichen Bewegungspause ein kleines Ritual, das Sie ganz bewusst als Ihre persönliche Belohnung betrachten. Kombinieren Sie diese mit Gedankenreisen und angenehmen Erinnerungen.

Zur erfolgreichen Umsetzung hilft Ihnen vielleicht auch dieser Hinweis: Stellen Sie sich vor, jede zusätzliche Bewegung würde auf einem Konto gutgeschrieben, von dessen Ausschüttung Sie später ebenso profitieren wie von einer Kapitalanlage. Dieses Konto ist aber noch ertragreicher: Es kann mit dazu beitragen, Ihre Gesundheit und Leistungsfähigkeit bis ins hohe Alter zu erhalten.

Die in diesem Ratgeber vorgestellten Entspannungs- und Bewegungsformen zielen primär auf den Abbau koordinativ-muskulärer Defizite ab. Die Herz-Kreislauf-Belastungen bleiben bei den vorgestellten Übungsmethoden eher gering. Da moderates Ausdauertraining jedoch einen wesentlichen Bestandteil gesundheitsorientierter Bewegung darstellt, sollten Sie jedes Bewegungstraining – auch dieses – durch längeres Gehen oder Joggen in der Freizeit ergänzen. Dazu folgende Empfehlung:

Zwei- bis dreimal wöchentlich eine halbe Stunde schnell gehen (nordic walking!), langsam joggen oder Rad fahren. Grundsätzlich sind auch alle Gleitsportarten (Ski-Langlauf, Inline-Skaten) zu empfehlen.

Begriffserklärung:

Antizipation:	Vorwegnahme einer Handlung, eines Handlungseffektes oder äußerer, sich dynamisch verändernder Umweltbedingungen
Corporate Identity:	Bekanntheitsgrad bzw. Grad der Identifizierung mit einem Unternehmen, einer Institution
Coretraining:	Ein Trainingskonzept mit der Fokussierung auf die innere Rumpfmuskulatur. Das englische Wort Core („Kern") hebt die Bedeutung der tief liegenden Muskeln für Körperhaltung (posturale Stabilität) und Bewegungsgeschehen pointiert hervor. Inzwischen kennzeichnet der Begriff einen eher ganzheitlichen Ansatz zur Optimierung der Rumpfmuskulatur als Steuer- und Bewegungszentrum.
Dysbalance:	Gestörtes neuromuskuläres Zusammenspiel und/oder Ungleichgewicht zwischen der an einem Gelenk angreifenden Muskulatur im Hinblick auf das Kraftniveau zwischen Beugern und Streckern
Dynam. Muskeltraining:	Dynamische Bewegungsformen, bei denen durch Muskelarbeit der Gelenkswinkel in bestimmten Gelenken verändert wird; Gegensatz: statische Muskelarbeit
Dynamische Stabilität:	Wenn während der dynamischen Muskelarbeit eine zusätzliche gute Stütz-Sicherung der beteiligten passiven Strukturen durch bestimmte Muskelgruppen stattfindet
Halte-/Bewegungssystem:	Gesamtheit des aktiven und passiven Bewegungsapparates
Ko-Aktivierung:	Mit-Aktivierung oder synergistische Muskelaktivierung Vlg. Ko-Kontraktion

Begriffsklärung:

Ko-Kontraktion:	Gemeinsame Anspannung von Muskeln, die sonst auch antagonistisch arbeiten können. Sie ist besonders wichtig in der Stabilisation von Gelenken. Die Muskelspannung kann dabei differieren, um eine bestimmte Position des Gelenks zu halten.
Koordination:	Zusammenwirken von Zentralnervensystem und Skelettmuskulatur innerhalb eines gezielten Bewegungsablaufes
Koordinatives Muskeltraining:	Auf gemeinsame Entwicklung von Kraft und Koordination abzielendes Training
Mobilisation:	Übungen für Muskeln und Gelenke mit dem Ziel der Verbesserung der Beweglichkeit und der neuromuskulären Aktivierung
Motorik:	Beschreibt und untersucht die Fähigkeit des Körpers eines Menschen, Tieres oder deren Organe, sich zu bewegen
Muskelschlinge:	Zu gemeinsamem Handeln zusammengeschlossene Muskelgruppe
Muskuläres Defizit:	Schwach und wenig vernetzte Muskulatur eines Menschen. Dies führt oft zu einem muskulären Ungleichgewicht, zur Dysbalance
Neuromuskulär:	Kennzeichnet das Zusammenspiel von Gehirn, Nerven und Muskulatur
Neutrale Position:	Gelenkswinkel im entspannten Zustand
Passive Strukturen:	Sammelbegriff für Sehnen, Bänder, Knochen, Knorpel; stellt den Gegensatz zu den aktiv bewegbaren Muskeln dar
Prävention:	Inhalte, Konzepte und praktische Maßnahmen zur Erhaltung von Gesundheit bzw. zur Verhinderung von Krankheiten
Primärprävention:	Bezeichnet gesundheitsfördernde Maßnahmen, die vor dem Auftreten gesundheitlicher Probleme ansetzen
Propriozeption:	Der Begriff bezeichnet jene körperlichen Empfindungen und Informationen, die von Muskeln, Sehnen und Gelenken über die Sinnesorgane weiter gegeben werden.

Sensorik: Bezeichnet die „sensible" Wahrnehmung; sie bezieht ihre Information aus einer Vielzahl von Rezeptortypen und freien Nervenendigungen, die über den ganzen Körper verteilt sind

Tonus: Eigen- oder Grundspannung eines Muskels

Work-Life-Balance: Vereinbarkeit von Berufs-, Privat- und Familienleben

Literaturliste:

ALBRECHT, K.: Körperhaltung – Haltungskorrektur und Stabilität in Training und Alltag. Haug, Stuttgart 2003.
HOLLMANN, W. et al.: Gehirn und körperliche Aktivität, in SPORTWISSENSCHAFT, Heft 1, 2005.
TEUCHERT-NOODT, G.: Biologie in der Schule, 49, 2000.
PAPPERT, G./SCHMÖLZER B.: Coretraining für einen gesunden Rücken, Urban&Fischer, 2007.
STREICHER H.: Sanftes Rückentraining – Effekte einer therapeutischen Rückenschule unter besonderer Berücksichtigung eines propriozeptiv-koordinativen Trainings. Kovac, Hamburg 2004.
RÖTHIG, PROHL (Hrsg.): Sportwissenschaftliches Lexikon, Hofmann, Schorndorf, 2003.

Impressum:

USP-Publishing
Satz und Layout: Treml Stefanie
Graf. Gestaltung: Treml Stefanie
Abbildungen: 6 (www.my-g.com), 9, 12, 19 (MBT), 13 (SISSEL), 14 (AIREX)
alle anderen Bilder: Prettenthaler Herbert

ENTSPANNEN: MOBILISIEREN: ENER

6. Die Lendenwirbelsäule mobilisieren

7. Einen Ball Schulter

2. Sich hängen lassen (Kutscherhaltung)

3. Den Kopf abstützen

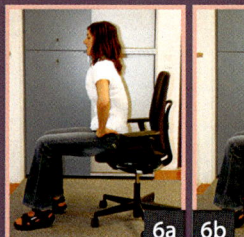

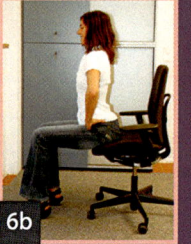

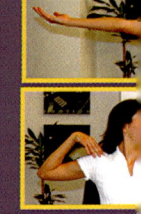

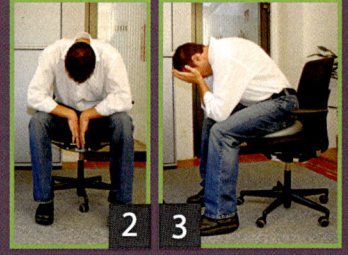

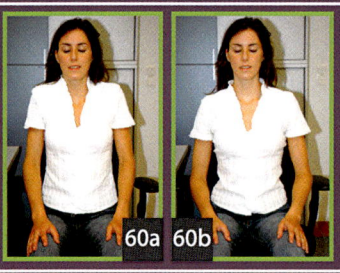

6a 6b

2 3

60a 60b

60. Schulterheben im Atemrythmus

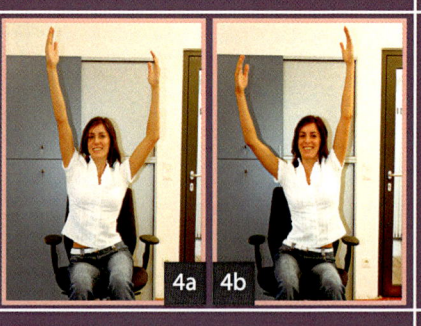

4a 4b

4. Die Wirbelsäule seitlich mobilisieren

8. Die Halsr

PROGRAMM

Die 10 besten Entspannu

Empfehlung: Täglich aus jed mindestens 5

| SIEREN: | DEHNEN: | KRÄFTIGEN: |

10. Den Oberkörper drehen

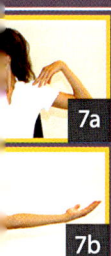

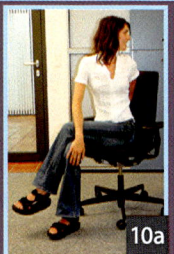

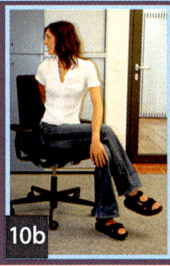

7a

7b

10a 10b

14. Die Nackenmuskeln kräftigen

14

Regeneration

und Ausgleichsübungen.

uppe 1-2 Übungen auswählen,
gen pro Tag!

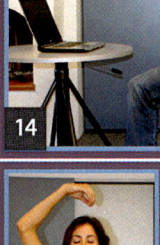

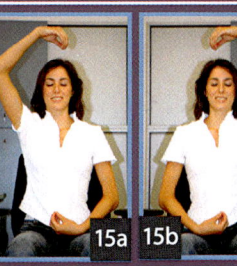

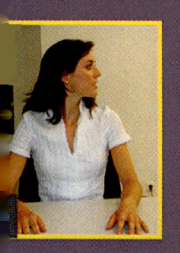

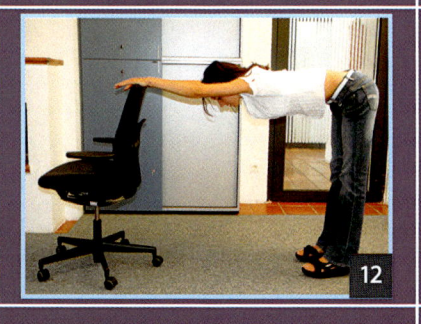

15a 15b

15. Den Kopf nach oben ziehen

12

tur entspannen

12. Den Rücken dehnen

Wirbelsäule mobilisieren:

Körpergefühl und Spannungsaufbau optimieren:

Eigenreg Muskulat

4. Die Wirbelsäule seitlich mobilisieren

41. Verbesserung und Mobilisierung der Drehfähigkeit der Wirbelsäule

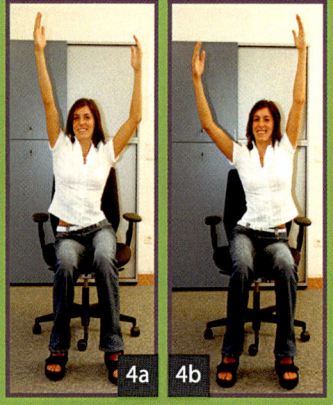

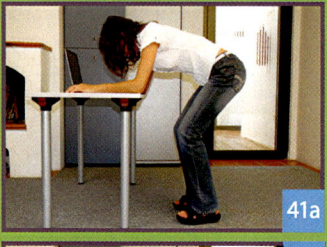

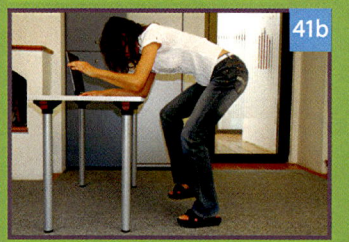

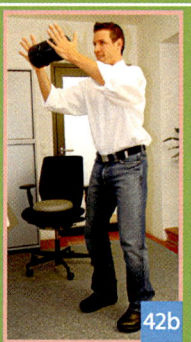

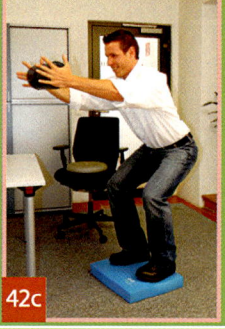

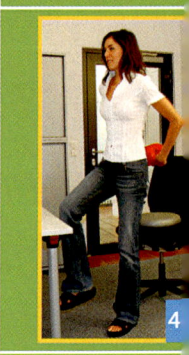

4a 4b

41a

41b

42. Spannungsaufbau im Stehen

42b 42c

43. Einbein eines Z Körper

4

47. Schwebesitz auf labiler Unterlage

47

46. Kniest

45

PROGRAMM

1. Bild: Anfän
2. Bild: Fortge

Wählen Sie 5 Übung den farblich gekenn

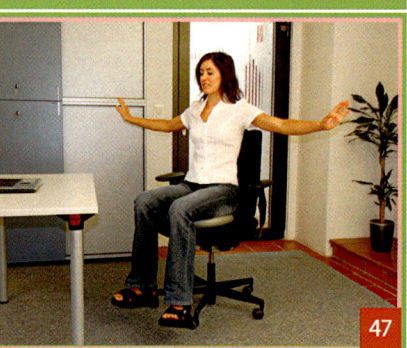

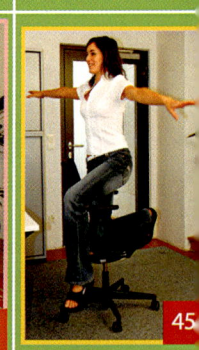

	Koordinationszentriertes Muskeltraining:	Muskelschlingentraining für die Rumpfmuskulatur:

on der rdern:

mit Kreisen erätes um den

48. Einbeinstand mit Bein-Arm abspreizen und Balancierhilfe

19. Im Sitzen marschieren

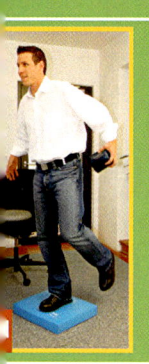

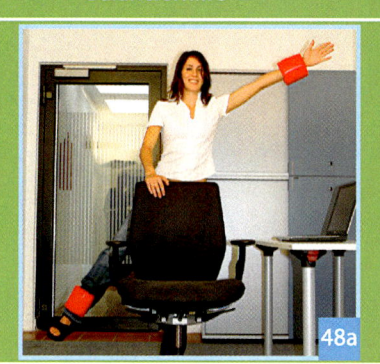

51. Rückenstreckübung mit Aufrollen im Spannungsstand

56. Die Gesäß und Oberschenkelrückseite kräftigen

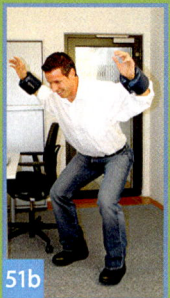

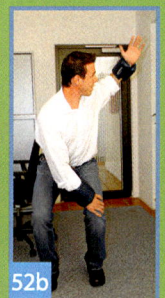

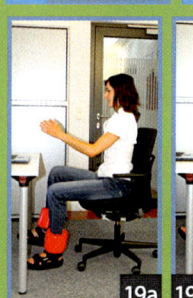

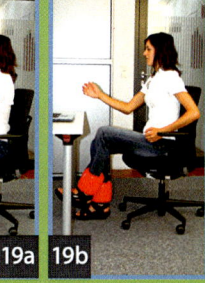

48a

51b 52b

Coretraining

tene

o Tag, jeweils eine aus neten Bausteinen.

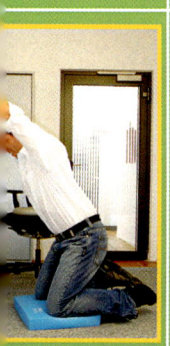

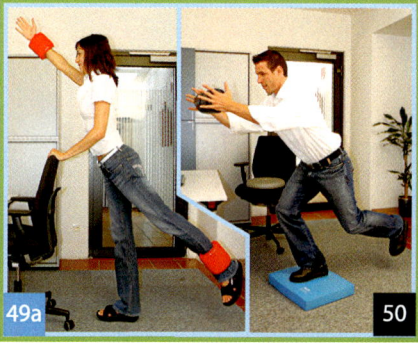

19a 19b

49a 50

56

Armstrecken

49. Standwaage im Spannungsstand und Zusatzgewichten

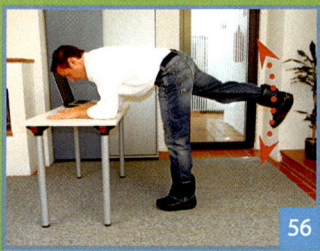

50. Einbeiniges Kniebeugen im Spannungsstand

centrics

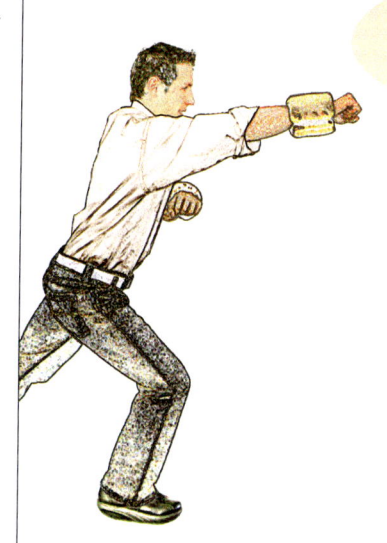

PowerClip

Das Universalgewicht für koordinatives Muskeltraining am Arbeitsplatz.

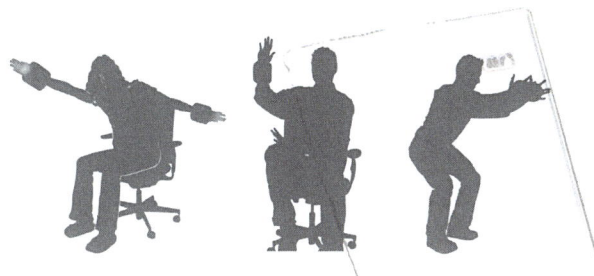

PowerClip ist ein mit Schaumstoff gepolstertes selbst haltendes Gewichtssystem.

- Gleichzeitig Hantel, Manschette und Medizinball. Ermöglicht den nachhaltigen Aufbau der Rumpfmuskulatur direkt am Arbeitsplatz.

- Keine lästigen Befestigungen. Einfach aufstecken und starten! Deshalb ideal für die Bewegungspause am Schreibtisch.

- Günstige Komplettangebote (Mitarbeiterinformation und Übungsanleitungen).

Erhältlich in drei Gewichtsvarianten:

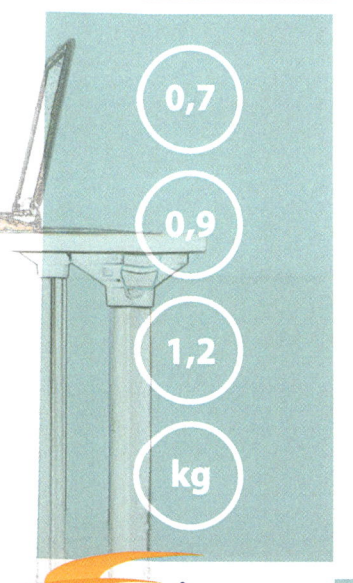

- 0,7
- 0,9
- 1,2
- kg

centrics PowerClip

Info & Bestellungen unter: **hq@powerclip.org**

Neuauflage

Corporate Mental Wellness

Bereits nach zwei Monaten war die 1. Auflage vergriffen. Dieses Buch beschäftigt sich als erstes mit dem Thema Corporate Mental Wellness. Es präsentiert bestürzende aktuelle Zahlen und Fakten und beschreibt konkrete Maßnahmen.

Axel Güpner
Uwe Seebacher

Corporate Mental Wellness

Axel Güpner
Uwe Seebacher

EUR 29,95
ISBN 978-3-937461-29-8

Bestellen unter
FAX: +49 89 72406 842
e-mail:
orders@usp-publishing.com

USP-Publishing Kleine Verlag,
Traundorf 28, 83313 Siegsdorf Deutschland

Corporate Mental Wellness befasst sich mit der nachhaltigen Sicherung der psychischen Gesundheit eines Unternehmens. Mitarbeiter und deren Wissen bedeuten für Unternehmen wichtige Wettbewerbsvorteile. Somit ist sowohl die körperliche als auch die psychische Gesundheit der Mitarbeiter zur Sicherung der Zukunft eines Unternehmens entscheidend. Pro Mitarbeiter und Jahr verursachen mentale Erkrankungen statistisch einen Schaden in Höhe von rund 1.000,- Euro. Was können Unternehmen, aber auch Sie als Führungskraft oder Betroffener dagegen tun?

Dieses Buch ist sowohl national als auch international die erste Publikation zum Thema Corporate Mental Wellnes. Es präsentiert bestürzende aktuelle Zahlen und Fakten und beschreibt Schritt für Schritt Möglichkeiten zum Gegensteuern, untermauert durch sorgfältige recherchierte Praxisbeispiele. Ein Buch für alle, die mit offenen Augen im Berufsleben stehen.